I0052680

ÉTAT

DE LA

PHARMACIE EN FRANCE

AVANT LA LOI DU 21 GERMINAL AN XI

ÉTUDE

SUR UNE ANCIENNE CORPORATION DE MARCHANDS

PAR

E. GRAVE

PHARMACIEN

EX-INTERNE DES HOPITAUX ; LAURÉAT DE L'ÉCOLE DE PHARMACIE ;
MEMBRE DE LA COMMISSION DE L'INVENTAIRE DES RICHESSES D'ART, POUR LE DÉPARTEMENT
DE SEINE-ET-OISE ; DE LA SOCIÉTÉ FRANÇAISE D'ARCHÉOLOGIE, ETC.

A MANTES

CHEZ L'AUTEUR

1879

ÉTAT

DE

LA PHARMACIE

EN

FRANCE

II e 144
17

IMPRIMÉ PAR H. ROBIN, A MANTES

TIRÉ A 400 EXEMPLAIRES

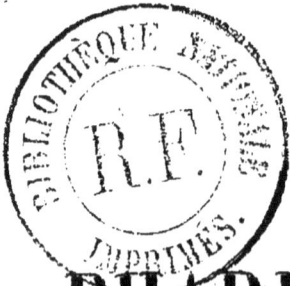

ÉTAT

DE LA

PHARMACIE EN FRANCE

AVANT LA LOI DU 21 GERMINAL AN XI

ÉTUDE

SUR UNE ANCIENNE CORPORATION DE MARCHANDS

PAR

E. GRAVE

PHARMACIEN

Ex-Interne des Hopitaux ; Lauréat de l'École de Pharmacie ;
Membre de la Commission de l'Inventaire des Richesses d'Art, pour le département
de Seine-et-Oise ; de la Société Française d'Archéologie, etc.

DON.
M 24292

A MANTES

CHEZ L'AUTEUR

1879

A Monsieur Alfred LANGLOIS,

Permettez-moi, mon cher Ami, de vous dédier ce petit Livre. Vous l'avez vu naître feuille à feuille ; chaque page rappelle qu'un de vos beaux livres que vous aimez tant, m'a servi à le composer. Il est donc bien juste que l'hommage vous en soit fait. Croyez cependant, qu'en vous le dédiant, j'obéis moins à un sentiment de justice, qu'à l'amitié sincère qui nous unit depuis si longtemps et que rien ne saurait altérer.

E. GRAVE

AVANT-PROPOS

Au mois d'août 1876, un grand établissement industriel de Paris, toujours jaloux de montrer qu'il conserve un bon souvenir de son origine et de ses attaches scientifiques, la Pharmacie Centrale de France, mettait au concours cette intéressante question : Du Rôle rétrospectif, actuel et futur de la Pharmacie dans la Société.

Séduit par certains côtés d'un sujet si important, je me mis résolument à l'œuvre et je fus assez heureux pour voir mon mémoire couronné un an après, dans la séance du mois d'août 1877.

Le rapporteur du concours, un fin critique et une plume bien afilée, M. Em. Génevoix avait été pour moi d'une extrême indulgence. Il y avait même pour lui un certain mérite, car nous ne partageons pas les mêmes idées ; il combat pour le spécialisme et j'attaquais dans une partie de mon mémoire, des opinions qu'il a défendues avec un véritable talent. Malgré cela, il n'a parlé de mon travail qu'en termes obligeants. Il disait au sujet de la manière dont j'avais traité la partie historique : « Cette portion du mémoire pourrait être utile-
« ment publiée et nous semble la meilleure compilation des origines
« et des évolutions de la pharmacie. Les citations sont innombrables,
« le cadre parfaitement approprié, le style toujours soutenu ; nous y
« avons trouvé une foule de documents que nous n'avons vu nulle
« part réunis. C'est le morceau capital de l'œuvre. »

Forcé par la division de la question imposée aux divers concurrents, de rechercher l'influence du milieu social sur la pharmacie,
je n'avais cru mieux faire, en effet, que de rassembler de toutes parts
des matériaux considérables et peu connus, concernant la condition
d'une profession modeste peut-être, mais incontestablement utile. Ce
sont ces documents, augmentés et complétés depuis lors par de plus
amples études, que je viens de réunir et auxquels j'ai cherché à donner autant qu'il était en moi, une forme à-peu-près supportable.

A vrai dire, ceci n'est point une histoire de la pharmacie scientifique. Ce serait une œuvre trop considérable, déjà faite en très-
grande partie par un écrivain espagnol, M. C. Mallaina. Considérée
ainsi, la pharmacie est trop intimement liée à la médecine, pour
qu'on puisse écrire les développements de l'une de ces professions,
sans montrer en même temps ceux de l'autre. Toute mon ambition
a donc été, de faire une petite étude sur l'état, la position, la façon
de vivre, l'instruction, l'organisation par groupe, des individus appelés à toutes les époques de l'ancien régime, à compléter le médecin,
en lui fournissant les remèdes nécessaires au traitement des malades,
c'est-à-dire des apothicaires.

J'ai cherché jusqu'à quel moment le médecin cumula les deux professions, et aussi quand elles furent séparées. Je me suis enquis alors
de la nature des rapports qui existèrent dans le principe, entre le médecin tout puissant, et son très humble subordonné. J'ai marqué, les
preuves à la main, les étapes successives du relèvement de ce subal-
terne, qui parvint à force de travail et d'étude, à conquérir une
place honorable dans la société, et une liberté qui lui avait été longtemps refusée par l'ancienne Faculté de Médecine.

Délaissant le côté scientifique, je me suis peu préoccupé des grandes personnalités médicales ou pharmaceutiques, qui auraient tant de droits à figurer dans une histoire de la Pharmacie. Si quelques noms propres ont trouvé place ici, c'est qu'ils tenaient au fond même et à la forme que je voulais donner à ces recherches.

Bien d'autres avant moi, avaient essayé d'écrire l'histoire de la Pharmacie sous un point de vue différent. Il n'est même pas un historien de la Médecine, qui n'ait été obligé par la connexité des deux sujets, de s'occuper de cette partie importante de l'art de guérir. Les ouvrages de K. Sprengel, du dr Daremberg, du dr Sabatier, du dr Philippe, l'Histoire de la Pharmacie de C. Mallaina, sont des œuvres considérables, que j'ai largement mises à contribution ; ils sont cependant muets sur l'objet qui me séduisait le plus. Personne jusqu'ici, n'avait eu l'idée de rechercher les conditions sociales des pharmaciens en général, et plus spécialement en France, jusqu'au XVIIIe siècle inclusivement.

Les couches inférieures de l'ancienne société française, celles qui devaient former le Tiers-Etat, après avoir constitué les communes et la Bourgeoisie du Moyen-Age et de la Renaissance, sont généralement peu connues. Ces vieilles corporations de métiers, si vivaces et si remuantes, ont eu elles aussi leurs moments de gloire ; elles ne méritent ni l'abandon, ni le dédain, dans lesquels les historiens les ont si longtemps reléguées. En ce qui concerne la Pharmacie, j'ai voulu réparer cet oubli.

C'est donc seulement, l'histoire sociale d'une profession, que j'ai entreprise, l'histoire purement intime et matérielle. J'ai évité presque de parti pris, tout ce qui avait un caractère dogmatique ou trop absolument technique. Je me suis efforcé d'écrire comme si j'avais été étranger à la profession dont je voulais retracer la naissance, les tribulations, les efforts, en un mot ce qu'on appelle aujourd'hui le combat pour la vie. J'ai tenté, qu'on me pardonne une semblable outrecuidance, de faire ma partie, dans ce que MM. Paul Lacroix et F. Seré ont appelé Le Livre d'Or des Métiers. Ces maîtres en érudition, dont l'œuvre est restée inachevée, avaient commencé l'histoire des métiers d'artisans ; j'ai pensé que la Pharmacie pouvait offrir un certain intérêt aux curieux, comme les Cordonniers, les Aubergistes, les Orfèvres ou les Charpentiers de France, et j'ai recherché les conditions d'existence des anciens Apothicaires de toutes sortes. J'avais le bon vouloir ; il ne m'a manqué pour faire aussi bien qu'eux, que l'étendue du savoir et le talent d'écrire, c'est-à-dire à peu près tout.

Je dois, avant de terminer, adresser de publics remerciments à deux personnes : A M. Jules Jean, ancien pharmacien de Saint-Pierre de l'Ile d'Oléron, qui a mis généreusement à la disposition de la Pharmacie Centrale de France, le prix du concours de 1876 ; ensuite à M. Dorvault, l'éminent directeur de ce grand établissement, qui chaque année jette un peu d'émulation dans notre profession, en appelant les travailleurs au concours. M. Jules Jean a montré délicatement à ses jeunes confrères, qu'il tient à rester en communication constante avec eux. Quant à M. Dorvault, dont l'éloge n'est plus à faire, que de récentes et éclatantes distinctions viennent encore de signaler à tout le corps pharmaceutique, il n'a jamais oublié son origine professionnelle. Je lui dois de déclarer, qu'il m'a singulièrement facilité les moyens de mettre au jour, une partie de l'histoire de la Pharmacie, de cette profession qui lui est si chère, à laquelle revient une bonne part de sa renommée, et pour les intérêts de laquelle, il a combattu toute sa vie.

Mantes, 1er février 1879.

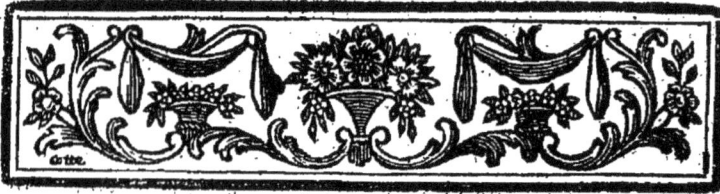

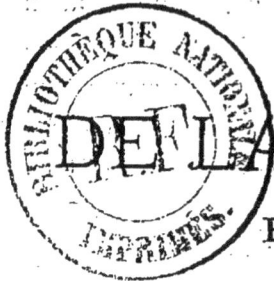

ÉTAT DE LA PHARMACIE EN FRANCE.

CHAPITRE IER

PRÉLIMINAIRES, LES LÉGENDES
PHARMACEUTIQUES, LA PHARMACIE EN ÉGYPTE
ET DANS LES ŒUVRES D'HIPPOCRATE.

Dans la courte étude que l'on va lire, je me suis simplement proposé de montrer comment la Pharmacie est née en même temps que la Médecine, et comment elle s'est développée en même temps qu'elle jusqu'au jour où, en agrandissant peu à peu son domaine, elle a pu vivre enfin d'une existence propre. J'ai voulu surtout montrer ce qu'elle a été à chacune de ces étapes successives et quelle influence le milieu social a exercée sur elle. En insistant sur ces divers points, je vais donc essayer de tracer dans un tableau aussi rapide que possible, les diverses phases d'évolution que cet art a subies en passant à travers les âges, en appliquant pourtant avec un soin plus particulier mes recherches aux époques les plus rapprochées de nous.

Je n'écrirai pas comme cela a déjà été tenté, sans atteindre le but à ce qu'il me semble, par le docteur Philippe (1), une histoire des apothicaires. Bien que j'aie fait à son livre de nombreux et importants emprunts, je n'ai pas voulu suivre le même plan que lui. J'avais pour cela plusieurs bonnes raisons, dont je ne dirai que celle qui me semble la meilleure. Mon intention étant uniquement de faire l'histoire de la *Pharmacie*, de son développement et de son état aux temps passé et présent et non des *Pharmaciens*, j'ai dû m'attacher davantage à ce qui concerne l'exercice de cette profession, plutôt qu'à ceux mêmes qui l'ont exercée ; et si dans le cours de ce travail j'ai nommé quelques pharmaciens, à l'exclusion de beaucoup d'autres, c'est qu'ils étaient indispensablement enfermés dans les bornes que je me suis imposé de ne pas franchir.

Sans remonter bien haut, et sans m'étendre sur les origines de la Pharmacie, je l'ai prise seulement au moment où commence son histoire dans les monuments écrits ou figurés et je me suis efforcé de prouver que l'antiquité ne l'a pas connue de la même manière que nous l'entendons aujourd'hui. Elle était partie inhérente à la Médecine et il n'y avait point alors de divisions dans la pratique. Le médecin préparait lui-même, ou tout au moins faisait préparer sous sa responsabilité par les disciples qui suivaient ses leçons, les remèdes exigés pour le soulagement de ses malades.

Cet état dura certainement jusqu'à la chute de l'Empire romain en Occident, avec quelques envahissements de la part des *Tondeurs,* des *Marchands de cosmétiques* et des *Séplasiaires*. Puis à cette période qui n'est pas sans éclat pour la Médecine et la Pharmacie, succèdent les ténèbres du Moyen-Age, et bientôt un état mixte apparaît. Quelques médecins, continuant les tradi-

(1) Histoire des Apothicaires.

tions de l'antiquité, conservent encore l'habitude excellente de préparer eux-mêmes leurs remèdes ; ce sont surtout ceux qui appartiennent à l'état ecclésiastique. D'autres, méprisant déjà la pratique manuelle, abandonnent les manipulations à la foule des ignorants : *barbiers, chirurgiens, aromataires* ou *épiciers*. C'est de cet abandon ou de cet envahissement que naîtront bientôt les *Confrères de Saint-Côme* et la corporation des *Apothicaires-Epiciers*. Entre ceux-ci et les médecins surgiront les luttes des XVIᵉ et XVIIᵉ siècles, qui se termineront, après des vicissitudes diverses et de grands déchirements, par la séparation bien tranchée de la Médecine et de la Pharmacie. La séparation seulement, mais non pas encore l'affranchissement de celle-ci, qui ne devra avoir lieu qu'avec la loi de Germinal an XI et l'organisation actuelle.

J'aurais pu tout comme un autre, dans ce long pélérinage à travers l'histoire d'une profession, prendre la Pharmacie vers le vingtième ou même le trentième siècle avant l'ère chrétienne et citer le livre chinois que l'empereur Chin-Nong (1) écrivit sur la botanique ; ou examiner l'art que déployaient les Egyptiens sous Manès et ses successeurs, dans l'embaumement de leurs morts et en tirer des conséquences favorables à mon sujet. J'aurais pu rapporter le témoignage de Diodore de Sicile et dire qu'ils furent initiés à la Médecine et à la Pharmacie par leur déesse Isis. Avec Galien, j'aurais pu montrer l'Hermès Trismégyste comme le fondateur de la médecine grecque, continué dans son œuvre par son fils et ses descendants plus ou moins authentiques. Avec M. Daremberg, j'aurais pu faire une excursion pharmaceutico-historique dans l'Iliade et l'Odyssée, montrer la médecine au camp des Grecs et Podalyre et Macahon pansant les blessures faites par les armes troyennes. Enfin, à la rigueur et pour faire

---

(1) Ou Chin-Noung (Laboureur-Divin) successeur de Fou-hi, vers 3450 av J.-C. Inventeur de la charrue et initiateur de la médecine chez les Chinois.

comme tout le monde, si j'avais fouillé tous les livres bibliques, j'aurais facilement démontré, après beaucoup d'autres, que les Israélites connaissaient déjà vers le Xe ou le XIe siècle avant notre ère, un certain nombre de médicaments qui sont encore en usage parmi les peuples modernes. Mais, comme Dandin, le juge des *Plaideurs*, j'avais hâte de passer au déluge.

Non pas que je dédaigne ces sortes de recherches ! J'en serais au contraire, extrêmement curieux si, placé dans un grand centre intellectuel, près de ces établissements publics où les livres de toutes sortes abondent, je pouvais y trouver à profusion tous les éléments nécessaires à une saine critique. N'ayant rien à ajouter à tous les lieux communs historiques ou fabuleux qui se promènent dans toutes les Introductions à l'histoire de la Médecine et de la Pharmacie, j'ai préféré passer sous silence une foule de traits qui ne tiennent à mon sujet que par un très-petit côté.

Pourquoi serais-je entré dans le domaine purement conjectural ? Qu'ai-je besoin de Circé, de Médée et de leurs enchantements ? de Mélampe guérissant avec l'Ellébore, la folie des filles du roi Pœtus ? d'Agnodice dont l'histoire ressemble bien un peu à celle de Phryné, d'Aspasie enseignant la botanique, quand elle avait, à ce qu'on nous assure, tant d'autres choses à faire ? d'Arthémise (1) qu'on a voulu glisser chez nous parce qu'elle a donné son nom à une plante ? de Cléopâtre enfin et de son prétendu livre : *De medicamine faciei* ? Il n'y a pas là, la moindre revendication sérieuse à faire pour la Pharmacie ou la Médecine. Ce n'est pas de toutes ces fables, dans lesquelles on ne remarque pas assez le caractère symbolique si cher aux Grecs, que la Pharmacie a tiré le peu de gloire dont elle jouit dans le monde. Il existe heureusement pour elle, des faits plus certains, plus inté-

---

(1) Artémise est aussi le nom grec de Diane et c'est bien plutôt d'elle que l'armoise a tiré son nom.

ressants quoique moins connus, et ce sont ceux-là que je me suis efforcé de découvrir et d'indiquer.

Les nations modernes ont eu pour instituteurs dans la civilisation actuelle, trois grands peuples de l'antiquité qui les ont tour à tour éclairées et éblouies. L'Egypte qui légua en mourant ses lumières à la Grèce ; la Grèce qui fit de son héritage ce qu'on appelle le *Génie Grec*, c'est-à-dire la plus haute expression de l'esprit humain, dans les arts et dans les lettres ; et enfin le monde Romain qui, à part l'instinct de la guerre développé au degré suprême, emprunta tout ce qui tient aux arts et aux lettres, à la Grèce qu'il venait d'anéantir par la conquête. Pour nos sociétés européennes, la Médecine et la Pharmacie ont suivi cette classique filiation : elles sont nées l'une et l'autre sur les bords du Nil, elles ont fleuri dans les temples d'Esculape et ont visité ensemble l'Empire Romain, sans renoncer à leur origine grecque. Puis elles se sont éclipsées un moment avec toute civilisation, dans la nuit du Moyen-Age, pour se ranimer bientôt avec les écrits que nous laissaient les Arabes à chacune de leurs marches en avant, et renaître enfin tout-à-fait en allant puiser aux vraies sources, avec les travaux littéraires que nous ont valus la Renaissance et la découverte de l'imprimerie. Depuis ce jour, elles ne se sont plus jamais arrêtées.

Il n'est pas douteux que la Médecine et la Pharmacie ont vu le jour en Orient, puisque l'étude de l'antiquité nous apprend que ce fut le berceau du monde. Mais il reste bien peu de traces de ces civilisations anciennes et par conséquent on manque tout-à-fait de notions sur ce que la Médecine a pu être parmi ces peuples disparus. La difficulté de lire leurs monuments écrits, la probabilité qu'on n'y trouverait rien qui concernât leur vie privée, tout concourt à grandir la somme d'inconnu qui entoure l'existence des races Ariennes et Tourâniennes et de toutes celles qui ont peuplé les grands plateaux de l'Asie centrale. La Chine

qui se donne des chronologies si fantastiques, n'inspire qu'une
confiance médiocre sur l'âge qu'elle assigne à ses livres ; ils
nous sont d'ailleurs peu connus.

Il n'en est pas de même de l'Egypte. Centre actif d'une civilisation qui remonte à la plus haute antiquité, elle nous a laissé
des monuments de toutes sortes dont les travaux des Champollion
nous ont donné la clef. Confiées aux seuls prêtres, leurs sciences
sont restées longtemps enfermées dans ces temples gigantesques,
qui couvrent encore le sol de leurs ruines imposantes.

Malgré le mystère dont s'entouraient ces prêtres, les philoso-
phes et les écrivains grecs ont pu pénétrer jusqu'à eux et Hérodote,
Strabon, Pythagore, nous ont laissé de précieux renseignements
sur la nature et l'étendue de leurs connaissances.

La Médecine y était exercée par une certaine classe de la caste
sacerdotale et il reste quelques fragments de leur *Livre Sacré*,
dans lequel était consignée la manière de traiter les maladies.
Les médecins devaient s'y conformer, sous peine d'être condamnés comme homicides si le malade mourait quand ils
s'en étaient écartés.

Fourcroy a fait(1) une sortie assez plaisante contre ceux qui
font remonter l'origine de la chimie aux premiers jours du
monde. Il admet bien que les Égyptiens avaient certaines connaissances sur les métaux, les émaux, les terres, etc.; mais
il objecte que ces connaissances ne formaient pas un corps de
doctrine : on s'en doutait un peu. M. Dumas a été moins sévère
pour eux (2). Dans tous les cas, leurs notions sur la Pharmacie
ou mieux sur la nature des médicaments furent assez étendues.
En plus des fragments de leur *Livre sacré*, on connaît aujour-
d'hui plusieurs papyrus médicaux qui traitent de la Médecine et
de la préparation des remèdes. Tout dernièrement, M. Chabas a

(1) Disc. prél. au syst. des conn. chimiques.
(2) Leçons de Philos. chim.

communiqué à l'Académie des Inscriptions, la traduction d'un de ces papyrus, qui contient une assez longue liste de médicaments. Deux calendriers formant le commencement de ce papyrus, en placent la date sous le règne de Menkera, le Mycerinus de la IVe dynastie et le constructeur de l'une des pyramides de Gizeh, vers 3007 ou 3010 avant J.-C.; pourtant cette date a été contestée. Enfin, comme l'a fait si judicieusement remarquer M. Guibourt dans sa *Pharmacopée raisonnée*, leurs merveilleux embaumements seuls, indiquent une connaissance profonde des propriétés conservatrices des résines, des baumes et des essences. S'ils ont mis à un tel profit toutes ces substances pour la conservation de leurs morts, à plus forte raison ont-ils dû les faire servir à rendre la santé à leurs malades.

Mais l'art resta longtemps enfermé dans les temples; il fut toujours caché au vulgaire, ne se communiqua qu'aux adeptes et se lia par sa position même et la qualité des initiés, à une série d'idées et de pratiques superstitieuses. Le merveilleux, comme dans presque toutes les sociétés théocratiques, y tient une place énorme. Le traitement des maladies y est entouré de puérilités, d'oracles, d'enchantements, de statues merveilleuses qui, aujourd'hui nous surprennent et qui dès les beaux temps de la Grèce, avaient déjà donné naissance au fameux proverbe : θαύματα μωροις : miracles pour les sots.

Avec son organisation si fortement constituée, l'Égypte comme on sait, parcourut un cycle de plusieurs siècles sans qu'on y aperçoive la moindre déviation. Ce fut à cette source que la Grèce alla puiser les germes de toutes les connaissances; elle devait les faire briller d'un éclat que nulle autre nation n'a plus jamais égalé.

Sans aucun doute, la médecine grecque est venue de l'Égypte, mais du moment où elle apparaît dans l'histoire, elle est marquée au coin du symbolisme poétique, si puissant et si vrai, dont la

Grèce a embelli tout ce qu'elle a touché. L'Égypte a bien aussi le mythe de l'Hermès, mais il est mystérieux et presque farouche : c'est l'Hermès des Alchimistes, des Souffleurs du moyen-âge. L'Hermès grec, au contraire, resplendit : c'est le dieu de l'Éloquence en même temps que l'inventeur de la Médecine. Mais le vrai dieu de la Médecine, c'est Esculape ; un des trois Esculape ; l'Esculape par excellence : c'est le fils d'Apollon et de la nymphe Coronis. Apollon, c'est la personnification du soleil, de l'air, de la chaleur, qui vivifient. Et voyez de suite le côté symbolique de cette divine et poétique origine ! Quoi de plus nécessaire à la médecine, à la santé, qui en est l'objectif, que l'air, la chaleur et le soleil ! Tout, dans la mythologie grecque, porte l'empreinte de cette sublime poésie.

La médecine naquit et se développa dans les temples d'Esculape (*Asclépios*). Les prêtres prirent le nom du dieu qu'ils servaient, et se nommèrent *Asclépiades*. En Grèce, comme sur les bords du Nil, ils furent chargés de veiller spécialement à la santé des hommes.

L'histoire de la médecine grecque ne nous est bien connue que par les ouvrages dits *Hippocratiques*. Au moment où ils ont été écrits par Hippocrate ou par les premiers de ses disciples, il existait en Grèce surtout deux Écoles fameuses où les familles d'Asclépiades étaient exercées à l'étude de la médecine : *Cos* et *Cnide*. On sait ce qu'on raconte de la méthode médicale avant le temps d'Hippocrate : les malades guéris, étaient obligés d'exposer dans le temple du dieu, une espèce d'*ex-voto* sur lequel étaient écrits la description de la maladie et les remèdes qui l'avaient fait disparaître (1). Je suis loin de m'inscrire en faux contre cette tradition ; pourtant il faut remarquer qu'on retrouve.

---

(1) On conserve de ces *ex-voto* antiques qui portent avec eux leur signification : ce sont des pieds, des mains, des masques, suivant que le malade a été guéri de son pied, de sa main ou de ses yeux.

cette pratique dans l'origine de la médecine chez presque tous les peuples; à Rome même, si ennemie des médecins, on connaissait cette coutume dans le temple de la *Fièvre*, et cela dès le temps de la République.

Nous laisserons donc tout ce qui dans l'histoire, tient à la fable ou à la tradition, et nous prendrons seulement la médecine grecque au temps d'Hippocrate, c'est-à-dire vers 450 avant J.-C. Cette époque et celle des auteurs hippocratiques est certainement l'apogée de la méthode d'observation dans l'antiquité. Ce qui lui donna tout son lustre, surtout à l'Ecole de Cos, ce fut la transmission constante et régulière de l'art de famille en famille. On peut voir dans un passage de Galien, qu'après les hippocratiques, l'art sortant peu à peu des familles médicales, fut livré à la merci de quiconque voulait s'adonner à la médecine et en faire, non plus un sacerdoce mais un métier. La tradition pure se perdit vite et de transmission en transmission s'altéra (1). Ces réflexions de Galien concernent l'anatomie et on peut penser, sans trop de liberté, qu'il en fut de même pour la Pharmacie. Ce que l'Asclépiade de la belle époque préparait lui-même, dans son Ἰατρεῖον ou au lit du malade, fut bientôt abandonné au soin de quelqu'obscur disciple. Ce qu'on apprenait dès l'enfance et comme en se jouant, se casait dans l'esprit et dans la mémoire en même temps que d'autres connaissances. Lorsqu'on admit dans la profession des hommes faits, ignorants de la tradition, il leur fallut tout apprendre; et leurs forces n'y suffisant pas, ils laissèrent à des subalternes, à des mercenaires ou à des esclaves, le soin de préparer et d'étudier les médicaments.

Avant d'en venir à cet état de décadence, la Pharmacie, il faut bien le dire, avait été tenue en plus grand honneur. Avant Hippocrate, de son temps et même bien longtemps après lui, les

---

(1) Galien : II° liv. des opérat. anatomiques.

Asclépiades préparaient eux-mêmes tout ce qu'exigeait le soin de leurs malades. Il suffit d'ouvrir les livres hippocratiques, pour trouver à chaque page la preuve de cette affirmation. Et, sous ce titre d'hippocratiques, il faut entendre, comme l'a fait M. Littré, quelques œuvres qui sont vraiment d'Hippocrate, et beaucoup d'autres qui sont des documents émanés de l'école de Cos ou de quelques disciples du *Père de la Médecine.* On comprend d'ailleurs que ce n'est pas ici le lieu et que je n'ai nullement l'intention de discuter sur les auteurs de cette œuvre considérable, ni de faire des distinctions. On pourra pour cela, consulter la traduction et les savants commentaires que M. Littré a cru devoir faire sur chaque livre.

Dans le VIIe livre des *Épidémies,* Hippocrate reproche à Pythoclès de ne donner à ses malades que du lait étendu d'eau ; ce qui constituait une thérapeutique presque aussi anodine que celle du maître de Gil Blas, l'illustre docteur Sangrado. Pourtant, comme le fait remarquer M. Littré (1), les études sur la matière médicale et la Pharmacie étaient déjà nombreuses et étendues. A chaque instant, dans tous les livres, on vante les progrès de la médecine et on exhorte le jeune Asclépiade à graver dans sa mémoire ce qui est écrit sur les vertus des médicaments. Les breuvages doivent être préparés, le mot est vieux comme on voit, *suivant la formule.* Dans différents passages, on trouve l'indication des traités de thérapeutiques où les remèdes étaient rangés d'après leurs effets réels ou prétendus. C'est ainsi que l'on cite des médicaments propres aux maladies de la matrice ou destinés à étancher le sang. Déjà certains remèdes portaient des noms particuliers qui ne sont que des désignations usitées parmi les médecins et les pharmaciens. Et quand on dit dans le premier livre des *Maladies des femmes,* qu'il faut broyer

---

(1) Œuvre d'Hip.: Introd. T. 1, p. 53.

une certaine substance, *comme on broie un médicament*, cela indique certaines règles connues pour des procédés pharmaceutiques.

Dans le traité *du Régime dans les maladies aiguës*, on voit qu'Hippocrate employait un très-grand nombre de remèdes, dont la nomenclature et la valeur intrinsèque n'ont pas à nous occuper. Il blâme les médecins Cnidiens, les rivaux de son école, d'en employer beaucoup trop peu dans les maladies chroniques. Il nomme la saignée, les embrocations de différentes espèces, pour les douleurs de côté, les purgatifs divers, les suppositoires dont il donne le *modus faciendi*. Il existait donc dès ce temps-là des formes pharmaceutiques fort nombreuses et il est fâcheux que le traité dans lequel Hippocrate promet d'examiner l'emploi de ces moyens, n'ait pas été composé, ou plutôt, puisque tout porte à croire qu'il le fut, qu'il ne soit pas parvenu jusqu'à nous.

Le traité *de la Vision* renferme une preuve irréfutable que les préparations étaient faites par le médecin lui-même. L'auteur y donne la formule d'une poudre ophthalmique et il dit, § 6 : « Lorsque les paupières sont affectées d'érosion et de démangeai- « sons, broyez sur une pierre à repasser un petit fragment de « fleur de cuivre, puis frictionnez-en la paupière : alors (1) tritu- « rez de l'écaille de cuivre aussi finement que possible, puis « versez dessus du verjus passé à travers un linge, en broyant « soigneusement : ce qui reste du verjus, versez-le dans un vase « de cuivre rouge (placé sur le feu, sans doute, car la version « ne le dit pas) sur le mélange et triturez peu à peu, jusqu'à ce « qu'il prenne l'épaisseur d'une bouillie ; puis broyez finement « et employez. » Voilà certainement une formule, très-compli- quée et peu claire, il est vrai, que le médecin doit exécuter lui- même, si l'on s'en rapporte à la forme impérative et surtout à

---

(1) Pour le sens, il faudrait *ensuite*, ou mieux, *ou bien*.

la minutie des recommandations. C'est un collyre sec, une poudre escharotique comme on en trouverait encore dans nos vieux formulaires.

Dans quelques phrases, la nuance est encore plus tranchée. Ainsi, livre III, § 8, du traité *Des Maladies*, l'auteur s'exprime de la façon suivante : « Vous prescrirez des lavements qui éva- « cuent énergiquement la bile. Si le malade reprend ses sens, « vous donnerez du suc de Thapsie dans un liquide abondant et « chaud, afin qu'il vomisse aussitôt que possible. »

Le premier livre *Des Maladies des Femmes* est rempli de formules de pessaires extemporanés. Ces formules sont toutes rédigées de façon à ne laisser aucun doute : Vous ferez telle chose et vous appliquerez. Il y a des indications sur la manière de préparer les pessaires de Daphne Gnidium, de concombre sauvage, etc. L'auteur y est très-précis sur ce que le médecin doit faire lui-même et sur ce qu'il abandonne aux soins du malade ou de ceux qui sont près de lui.

Dans le § 42, il donne la formule d'un médicament contre la diarrhée, composé de raisin noir, de suc de grenade, de vin noir, de fromage râpé et de farine grillée : la forme est toujours impérative et s'adresse au médecin. Il en est de même dans les §§ 49, 63 et suivants; car tout ce traité est une preuve de ce que j'avance en ce moment. Les paragraphes apocryphes (φαρμακιτῆς) sont, ainsi que leur nom l'indique, remplis de ces formules. Le traité des *Plaies* en contient aussi dans le § 12.

Oribase rapporte un fragment de Ctésias (1), médecin de l'École de Cnide et presque le contemporain d'Hippocrate, qui montre que les Asclépiades étaient en même temps de véritables pharmaciens : « Du temps de mon père et de mon grand-père, dit

---

(1) Vers 416 av. J.-C.; médecin et auteur d'une histoire de Perse et de l'Inde dont il ne reste que des fragments.

« Ctésias, on ne donnait pas l'Ellébore, car on ne connaissait ni
« le mélange, ni la mesure, ni le poids suivant lesquels il fallait
« l'administrer. Quand on donnait ce remède, le malade était pré-
« paré comme devant courir un grand danger. Parmi ceux
« qui le prenaient, beaucoup succombaient, peu guérissaient;
« maintenant l'usage en paraît plus sûr (1). » Est-il présumable
que ces médecins aient simplemement prescrit un médicament
aussi énergique et en aient abandonné la préparation au premier
venu, quand ils avaient le soin de le donner eux-mêmes. Tout
indique, au contraire, qu'ils se chargeaient de le préparer et
d'en surveiller attentivement les effets. Bien plus, nous savons
par les règles de conduite, pour ainsi dire imposées aux adeptes (2),
que dans certains cas, le médecin devait laisser auprès du malade
un disciple capable, entr'autres choses, d'ajouter ou de retran-
cher aux remèdes, quand l'utilité le commandait.

Pour rester dans la notion exacte de la vérité, on doit donc
absolument chercher le pharmacien de l'antiquité dans la personne même du médecin, et c'est par une légèreté que la racine
du nom explique seule, qu'on l'a si souvent confondu avec les
Pharmacopoles, les *Pantapoles,* les empoisonneurs, les bala-
dins, les escamoteurs, etc. Le nom de Pharmacien comme nous
l'entendons aujourd'hui, n'existe pas. On conçoit très-bien du
reste que les traducteurs, rencontrant tous ces mots d'une apparente synonymie dans les anciens textes, les aient traduits, soit
par *Pharmacien,* soit par *Apothicaire.*

Pour eux, pour le lecteur même, cela ne tirait pas à conséquence; quant à la valeur des mots et quant à la fidélité scrupu-
leuse de la traduction et de l'expression, c'est une très-grande
erreur. Prenons un exemple entre mille. Ainsi, quand Aristo-

---

(1) Littré. Loc. cit. Intr. p. 69.
(2) Ut sup. *Traité de la Bienséance*

phane (1), dans les *Nuées*, parle d'un Pharmacopole nommé Eudemus, qui a vendu une belle pierre transparente, ou bien encore dans le *Plutus*, de ce même Eudemus (2) qui a vendu un anneau au prix d'une drachme, pourrait-on soutenir qu'il s'agit là d'un vendeur, d'un préparateur de médicaments? Assurément non! et pour en juger sainement, il faudrait plutôt voir dans ces Pharmacopoles de l'antiquité, qui n'ont de commun avec la Pharmacie que le nom, l'équivalent de ces marchands des bazars de Smyrne, d'Alep ou de Constantinople, vendant de l'opium, du safran, de la scammonée, en même temps que les mille objets de l'industrie orientale : les chibouques, les narghileh les bibelots pailletés, les objets d'ambre, les colliers de séquins ou de corail, etc. (3).

Il y avait donc pour le médecin grec une nécessité absolue d'étudier et de pratiquer la pharmacie. Galien, dans un commentaire sur le traité des *Humeurs*, rapporte qu'Héraclite, lui-même commentateur et médecin, avait coutume de dire que celui qui s'occupait de matière médicale sans être entièrement versé dans la connaissance des *simples*, ressemblait à ces crieurs publics, qui donnent le signalement des esclaves fugitifs sans les avoir jamais vus. Aussi Héraclite (4) avait-il étudié tout spécialement la botanique et les vertus des médicaments; mais ses travaux sont perdus.

En m'occupant de ces recherches, je courus tout d'abord dans la collection des œuvres hippocratiques, au traité qui a pour titre : *De l'Officine du Médecin* (Περι ιατρείον). Ce titre alléchant me semblait plein de promesses, et je croyais trouver dans le livre d'importants renseignements pour mon sujet. Je m'étais

---

(1) Vers 420 avant J.-C.

(2) Espèce de sorcier qui vendait des anneaux magiques.

(3) V. dans *Constantinople*, de Th. Gauthier, la description du *Missir-Charsi* ou bazar des drogues à Constantinople.

(4) IV· s. av. J.-C.

trompé : *l'Officine du Médecin* est seulement la description du cabinet de l'Asclépiade. L'ordre dans lequel il doit être rangé et les instruments qu'il doit contenir, tout cela y est décrit avec un grand soin; mais il y est très-peu question des remèdes. Bacchius, disciple d'Hérophile, a écrit des commentaires sur ce traité; ils n'intéressent que la médecine et la chirurgie. Ce n'est donc pas ce livre de l'Officine qui nous renseigne le mieux sur ce fameux Ἰατρεῖον, quant à l'exercice de la pharmacie. Pourtant, il est bien certain qu'il contenait tous les médicaments en même temps que les instruments et les livres de médecine, et qu'on y pratiquait les opérations chirurgicales, aussi bien que les préparations pharmaceutiques. C'était bien l'Officine comme nous dirions aujourd'hui, c'était bien le lieu où l'on venait chercher les remèdes. On en trouve la preuve dans un passage de Platon, qui dit au livre des Lois : « Ceux qui vont dans l' Ἰατρεῖον pour « *s'y faire administrer une potion purgative...* » La phrase est péremptoire : on y préparait et on y administrait au besoin les remèdes. On se croirait, de nos jours, dans une pharmacie anglaise.

Le traité *de la Bienséance* donne de plus amples détails, plus précis et plus intéressants sur l'iatrium. Nous y apprenons que les médicaments qu'il contenait, devaient être préparés selon la formule inscrite dans le premier de tous les Codex, dans un livre perdu des collections hippocratiques et appelé Φαρμακία. Ce livre est souvent cité par les auteurs et les commentateurs.

En dehors de l'iatrium, le médecin devait avoir toute prêtes et sur lui, au moins les choses les plus nécessaires. Cela ressort de différents passages ; ainsi dans le paragraphe 10, l'auteur dit : « Ayez prêts à l'avance, les différents topiques émollients pour « l'usage en chaque circonstance ; et les breuvages incisifs « préparés selon la formule, selon les genres. Ayez aussi en « provision, les substances purgatives, prises dans les localités

« les meilleures, préparées suivant le mode qui convient, dispo-
« sées selon les genres, les grosseurs et traitées pour être
« conservées ; pour les substances fraîches, préparées au
« moment même et le reste à l'avenant. » Voilà d'excellentes
recommandations, nettes, claires, précises et dont nous pourrions
encore aujourd'hui faire notre profit. Le médecin devait savoir
arranger, disposer, choisir et recueillir ses remèdes ; tel est
surtout l'office du pharmacien. Aussi ne lui était-il pas suffisant
d'avoir tous ces remèdes dans son iatrium ; lorsqu'il voyageait,
il portait une boite, § VIII (1), où les objets les plus usuels, la
charpie, les médicaments évacuants, les préparations ophthal-
miques se trouvaient rangés. Et dans une recommandation
expresse du § X, l'auteur ajoute : « N'entrez chez le malade que
« muni des choses les plus usuelles. » Aussi Démocède de
Crotone, esclave et médecin de Darius (2) portait-il toujours avec
lui, après les avoir préparés, les remèdes nécessaires au pansement de l'entorse du roi des Perses. Il faisait lui-même aussi,
les onguents et les emplâtres qu'il appliquait sur le cancer que
la reine Atosse avait au sein.

Il convient encore de faire ici une remarque sur la difficulté
pour les traducteurs, de rendre fidèlement dans nos langues
modernes, certaines expressions des anciens auteurs. Lorsque
l'Asclépiade se déplaçait, allant d'une ville ou d'une bourgade à
l'autre pour y exercer son ministère, on l'appelait *Périodeute*
(Περιοδευτής). Les plus grands médecins de l'antiquité ont
porté et mérité ce nom : Hippocrate était un *périodeute*, comme
la plupart des Asclépiades ; c'était encore une coutume emprun-
tée à l'Egypte. Et pourtant ce mot ne signifie pas seulement
médecin ambulant, mais aussi *mercier ambulant* et *charlatan*, ce

---

(1) V. *Plutus* d'Aristophane : Esculape demande la boîte aux médicaments pour rendre la
vue au dieu de la fortune.

(2) Vers 520 av. J.-C.

qui n'est pas beaucoup plus flatteur que le nom de *Pharmacopole* dans sa mauvaise acception. On pourrait encore à ce sujet consulter dans Plaute, le sens des mots, *médicamentum* employé pour *veneficium* (1) et *medicinæ* pour *taberna médicorum* dans *Amphithryon* (2). Ces quelques exemples suffiront pour montrer combien on doit se méfier du sens donné à certains mots.

Il n'y a donc pas le plus petit doute à garder sur le dualisme ou mieux sur l'universalité du médecin grec. Il serait bien intéressant pour nous de connaître les instruments, les vases, la partie extérieure et matérielle enfin de toute cette pharmacie antique. Malheureusement il ne nous est guère resté de documents sur cette matière. Les recherches dans les grandes collections d'antiquités, comme le cabinet des antiques à la Bibliothèque Nationale, ou dans les livres spéciaux comme le grand ouvrage de M. Mazois où sont figurés les résultats de toutes les fouilles faites à Pompéï, seraient bien autrement fructueuses. Ce serait à ce point de vue une riche mine, en grande partie inexplorée ; je me bornerai à signaler ce que j'en sais.

Tout ce que l'on trouve par une lecture attentive, d'instruments de pharmacie mentionnés dans les œuvres d'Hippocrate, se borne à bien peu de chose. On sait que la plupart des vases exigés par les manipulations de la pharmacie grecque, étaient d'airain ou de cuivre, et ils sont fréquemment nommés dans la description des opérations. L''Ιγδη est le mortier, d'airain le plus souvent ou de tout autre matière, dans lequel on pile les substances.

On peut lire, dans le *Plutus* d'Aristophane, la scène burlesque racontée par Carion ; celui-ci feignant d'être malade, se fait enfermer une nuit dans le temple d'Esculape, assez semblable à un hôpital. Il est couché sur un lit près de Plutus, lequel est aveugle comme l'Amour et vient pour recouvrer la lumière. Le

---

(1) Pseudolus a. 3, sc. 2. vers 81.
(2) A. IV. sc. 1.

dieu de la Médecine va lui rendre la vue et se fait apporter à cet effet, un mortier avec son pilon de pierre, ainsi qu'une boîte pleine de médicaments. (1)

Les médecins grecs se servaient d'étamines et d'étoffes de fil, pour passer leurs sucs et leurs liqueurs. L'opération du broiement, τρίψις de τρίβειν broyer, est une des principales, et comme je l'ai dit, dans la citation du traité de la *Vision* rapportée plus haut, on employait pour cela une pierre à aiguiser, sorte de pierre fine et dure, comme celles que nous envoie encore la Turquie, pour le morfilage des outils. Au XIᵉ siècle, les médecins arabes avaient encore recours à cette pierre pour le même usage. (2)

Les grecs et les latins connaissaient les balances et en possédaient de différents modèles. Elles sont décrites dans là *Mécanique* d'Aristote, sous les noms de Ἡμιζυγὸς, Ζυγὸς, Φάλαγξ.

Nous connaissons plus particulièrement celles que les latins nommaient *trutinæ campaniæ* ou *romaniæ*, et qui sont encore en usage aujourd'hui, sous le nom de *romaine* ; l'origine toutefois en est parfaitement grecque. L'emploi en était très répandu dans l'antiquité. La balance à deux plateaux ou *Zugos* était connue aussi, mais elle tenait un peu de la romaine en ce qu'elle portait comme elle, un contrepoids sur l'un des bras. L'ancien Musée Bourbon à Naples, contient de beaux et nombreux spécimens de toutes ces balances. Il possède de même des poids de plusieurs espèces : poids carrés, avec anneaux, poids creux rentrant les uns dans les autres. Eh bien! malgré cela, les indications de poids et de mesures, sont le plus souvent notées par quantités approximatives, par nombre, par évaluation vulgaire, comme dans ce passage : « Prenez trois cantharides, ôtez-en la tête, les

---

(1) V. *Diction. des Ant.* de A. Rich : Un pilon en bronze y est représenté ; il n'a qu'une seule tête. Les anciens avaient le *mortarium*, petit mortier et la *Pila* ou grand mortier.

(2) Maimonide : *Traité des poisons*

pieds et les ailes, broyez-en les corps dans trois verres d'eau :
« Τρίψας ἐν τρισὶ κυαθοιςιν ὕδατος. (1) » Erasistráste nous a laissé
un autre détail important. Il accusait Hippocrate d'*avoir fait
fabriquer* des vases ne contenant que la sixième partie d'un
cotyle (45 grammes), et de n'en donner à boire qu'un ou deux
par jour à ses malades. C'est Galien qui rapporte ce fait dans son
commentaire sur l'*Officine du Médecin*, et nous apprenons ainsi
que dès ce temps, Hippocrate lui-même descendait dans tous
les détails de la pratique de la pharmacie, et que les verriers et
les potiers étaient déjà en relations suivies avec notre profession.

On a vu par quelques citations, que les auteurs hippocratiques
n'étaient pas bien fixés sur la posologie des médicaments, et on
trouve dans plusieurs des traités, cette mention beaucoup trop
fréquente «que les malades ont succombé sous la violence du
purgatif.» Ce cas se présente deux fois avec un certain *Purgatif
foncé*, dans le V⁰ livre des *Epidémies*. Cela n'était pas encoura-
geant pour les pauvres grecs et ils ont eu aussi leur médecine
Leroy ! Mais ces accidents arrivaient plutôt par ignorance de
l'action des médicaments, que par le défaut d'instruments propres
à en dispenser exactement les poids.

Nous possédons encore quelques autres curieux sujets d'étude,
dans les nombreuses pierres gravées des médecins oculistes
grecs ou romains. Plusieurs archéologues ont étudié ces
intailles : voici le résumé d'un petit travail écrit par Tochon
d'Annecy (2) sur ce sujet, sur lequel on a fait depuis de nombreuses recherches. Certains médicaments, surtout ceux destinés
aux maladies des yeux, étaient enfermés dans de petits vases de
terre cuite, décorés ou bruts, pansus, munis d'une anse et distingués quelquefois, par une inscription imprimée en creux dans la

---

(1) Appendice du *Régime dans les maladies aiguës.*
(2) Paris : in-4°. 1816, V. aussi Saxus.

pâte. Ces vases étaient étroits et de petite capacité, malgré leur volume apparent : car les temps modernes n'ont même pas inventé les pots à fonds épais ; comme le jeu d'oie, ils sont renouvelés des grecs. Le plus généralement le goulot en était fermé par un cachet de cire. L'oculiste-pharmacien avait une série de pierres sur lesquelles étaient gravés des noms de médicaments dont il marquait chacun de ses pots, pour en garantir la contenance. C'était presque comme on voit, l'ordonnance imprimée de nos modernes oculistes. O! Ecclésiaste que vous avez raison depuis longtemps : *Et nihil est sub sole novum !*

La plupart des pierres que nous connaissons sont en stéatite verte ; on en a trouvé un grand nombre en France. Elles sont carrées, plates et les inscriptions sont gravées sur les quatre petites faces. Souvent elles portent le nom du pharmacien répété au-dessus de chaque nom de médicament. C'est ainsi qu'on y voit les noms de : Taurus, Victor, Florus, Philinus, Alexander, Blandus, etc. Les noms des médicaments sont en latin, mais presque tous d'origine grecque ou pris dans les auteurs grecs, et cela me justifie d'en placer ici la description.

Le fameux suc Lydien de Dioscoride et de Pline, fut sans aucun doute un de ces précieux médicaments qu'il convenait d'avoir pur. Millin (1) a décrit un des petits vases dont il vient d'être question, mais il s'est étrangement trompé, sur sa destination et le sens de l'inscription : Ιασονος Λυκιον; il a traduit : *Lycée de Jason*, au lieu de *Lycium de Jason* et pris le vase pour un jouet d'enfant.

Voilà à peu près ce qu'est la pharmacie dans les œuvres d'Hippocrate, et nulle part ailleurs on ne trouve des renseignements aussi précieux, aussi nombreux sur ce qu'elle fut, et sur

---

(1) Description d'un vase trouvé à Tarente : broch. in-8°, 1814.

la manière dont elle fut exercée dans l'antiquité. On connaît bien
parmi ses disciples ou ses successeurs, une longue suite de
médecins grecs, plus ou moins illustres par leurs écrits philosophiques ou médicaux. Ces écrits nous sont parvenus soit directement, soit par la voie des commentateurs, mais ils renferment
peu de faits ayant directement trait à l'exercice de la Pharmacie.
Ils sont donc presque étrangers à mon sujet. Le peu qu'on y
trouve, ne modifie guère ce qui vient d'être dit, et la pharmacie
antique après Hippocrate même, paraît avoir été toujours exercée
par les médecins. S'il existe quelques rares exceptions, tirées de
certains passages des auteurs anciens, elles résident souvent,
bien plus dans une mauvaise interprétation des textes, ou dans
l'ignorance où nous sommes de la valeur exacte de certains
mots, que dans la réalité des choses. Avant de passer à l'histoire
de la Pharmacie chez les romains, et pour rendre ce petit exposé
aussi complet que possible, je vais donc rapporter les faits com-
plémentaires que j'ai pu recueillir sur la pharmacie grecque, en
dehors des œuvres hippocratiques.

Suivant Celse (1), elle resta liée intimement à la médecine,
jusqu'au temps d'Hérophile seulement (2), où elle en aurait été
séparée ; ce serait alors, qu'apparurent les premiers chirurgiens
et les pharmaciens. Tout cela paraît controuvé par des faits nombreux et avant de discuter cette opinion, il faudrait s'entendre
sur le sens véritable de ces mots et c'est là justement que gît la
difficulté. Longtemps après Hérophile, et longtemps après Celse
lui-même, les médecins exerçaient encore la chirurgie et la
pharmacie. Celse d'ailleurs est un encyclopédiste, et plutôt un
commentateur qu'un médecin ; malgré son talent d'écrivain,
on ne doit accepter ce qu'il écrit à ce sujet, qu'avec la plus

---

(1) De Re Medicâ, liv 1er.
(2) Vers 320 avant J.-C.

grande circonspection. Il a révélé dans son ouvrage, une grande connaissance de son sujet, et pourtant il n'est pas certain qu'il ait été médecin. Dès lors, certaines particularités de la profession médicale ont pu lui échapper, et lui aussi a pu prendre pour des pharmaciens, les *Pharmacopoles* ou les *Séplasiaires*. Il est prouvé que ces deux professions fournissaient des produits aux médecins (1); mais elles n'exerçaient pas la pharmacie.

Erasistrate (2) dit que de son temps, la pharmacie ou pour parler plus correctement, la Pharmaceutique, connaissait des ulcères, des plaies et des tumeurs. Pour bien comprendre ce qu'il entend par là, il faut savoir que les jeunes disciples commençaient comme nos étudiants dans nos hôpitaux, par faire les pansements, la confection des appareils et de plus, qu'ils avaient le soin de la préparation des remèdes. On trouve des dispositions semblables dans les œuvres d'Hippocrate et tout démontre qu'il en fut longtemps ainsi. Ce ne fut que bien plus tard, au Moyen-Age même, et pour obéir à un simple préjugé, qu'on vit véritablement la Chirurgie et la Pharmacie se séparer nettement de la Médecine.

Mantias, Zénon de Laodicée, Apollonicus Mys, Andréas de Cariste et une foule d'autres médecins ont écrit sur la pharmacie, mais tous leurs écrits, comme le dit le docteur Philippe, ont été détruits *par la fureur d'Omar*; ce qui veut dire tout bonnement sans figure de rhétorique, dans l'incendie de la Bibliothèque d'Alexandrie, à laquelle le terrible cousin de Mahomet, n'a jamais et pour cause, mis une étincelle (3). Ce que nous savons de tous ces écrits, ne nous est bien connu que par les commentaires de Galien.

---

(1) A. Rich : Dict. d'Antiq. : V. aux mots *Pharmacopola* et *Séplasiarius*, une opinion conforme à la mienne.

(2) Vers 260 av. J.-C.

(3) Elle fut brûlée deux siècles et demi avant Omar, par l'évêque Théodore, à cause des écrits de philosophie profane et payenne qu'elle contenait.

Les deux poëmes de Nicandre (1), Ὀφιακά et Ἀλεξιφάρμακα, sont remplis de détails sur les remèdes de toutes sortes, employés contre les poisons et les morsures dangereuses. Malheureusement le poète n'a pas cru devoir nous parler de la personnalité des préparateurs. Dans ses Ophiaques, qu'on appelle toujours les Thériaques, Nicandre décrit d'abord les serpents, les insectes dangereux, les poisons et ensuite, comme antidotes, plusieurs électuaires dans lesquels on retrouve presque toutes les substances de la polypharmacie. Je note entr'autres choses, la mention des ventouses d'airain et de l'onguent rosat. Pour le dire en passant, la lecture de ces poëmes, dans la traduction au moins, est sèche et ennuyeuse tant qu'il s'agit de descriptions de substances, qui par leur nature et leur destination, prêtent fort peu à l'élévation poétique. Ce qui leur donne quelques charmes, ce sont les mille fables dont ils sont semés, mais qui n'en font pas toujours, témoin la légende du Lys, un livre *ad usum puellarum*. Il ne faut pas trop s'étonner d'ailleurs de voir un poëte tenté par un pareil sujet, quand on a vu, presque de nos jours, la *Coutume de Paris*, la *Gazette de France* et le *Code civil* mis en alexandrins. Puisse la postérité retrouver les noms et se faire honneur, des trois notaires qui ont suivi les inspirations de cette muse inconnue (2)!

Dans les lettres assez légères aussi d'Alciphron, de Philostrate, certains détails sur quelques préparations, semblent indiquer qu'elles n'étaient pas vendues par des pharmaciens : « En « effet, le noir dont on peint les yeux, le rouge dont on couvre « les joues, la teinture avec laquelle on colore les lèvres, tous « les onguents enfin que fournit l'*Art de la Cosmétique*, sans

---

(1) I. S. av. J.-C.

(2) Voici toujours le nom d'un sur trois : La Coutume de Paris, mise en vers par M. G. D. (Garnier Deschênes) ancien notaire, Paris 1782. Que cela nous venge des Apothicaires qui ont chanté la Thériaque.

« compter l'éclat trompeur que l'on tire du fard, sont autant
« d'inventions destinées à remplacer ce qui est absent. » Et plus
loin : « Quant au *fucus*, à la céruse, tout cela est bon pour les
« Thaïs, les Laïs, les Aristagora (1). » C'est bien l'art de la Cosmétique qui fournissait tous ces produits, objets d'un simple sourire sur les lèvres du grec Philostrate, mais des plus terribles
objurgations sous la plume de saint Jérôme. Étaient-ils vendus
par des marchands spéciaux, par des Pharmacopoles ou des Pantapoles? Aristote dans sa jeunesse a-t-il débité du fard ou de
l'onguent rosat ? Tout cela est bien possible et importe aussi peu
à la gloire d'Aristote, qu'à l'amour-propre des pharmaciens. Mais
j'éprouve, je l'avoue, une certaine répugnance à voir dans tous
ces marchands du Céramique d'Athènes, les collègues ou seulement les dispensateurs des prescriptions des Asclépiades, surtout
quand rien ne me le prouve. Ceux qui, comme le docteur Philippe,
de Reims, sont d'un avis opposé, ont sans doute d'excellentes
raisons que je ne connais pas. S'ils veulent être plaisants simplement, je suis disposé à rire avec eux ; s'ils pensent être sérieux, je ne trouve pas leur opinion soutenable.

Un dernier mot avant de quitter la pharmacie des anciens grecs.
Olympiodore prétend que les médicaments étaient préparés par
celui qu'il nommait le πημενταριος : « Le médecin prescrit,
dit-il, et le pigmentaire exécute l'ordonnance. » Le mot me
semble aussi inconnu que la chose. Était-ce bien le nom de l'aide
du médecin ? Nous n'en savons rien. Dans tous les cas, le pigmentaire romain était encore un marchand de parfums, de cosmétiques, de fard et de couleurs. J'ai dû citer le mot d'Olympiodore comme on le trouve dans Saumaize (2); mais celui-ci ne
nous a point laissé d'explications sur cette phrase.

---

(1) *Lettres de Philostrate.*
(2) *Exercitationes Plinianæ: in-f°.*

Voilà l'examen, bien abrégé, de ce que fut la pharmacie dans l'antiquité grecque. Exercée constamment par les Asclépiades, elle resta liée à la Médecine, tant que celle-ci fut un art digne de son origine et de son but. Aussi passa-t-elle avec elle à Rome, le jour où Archagathus alla y tenter la fortune. Nous allons l'y suivre et étudier son organisation dans sa nouvelle patrie, afin d'en tirer s'il se peut, d'autres contributions à l'histoire de notre profession.

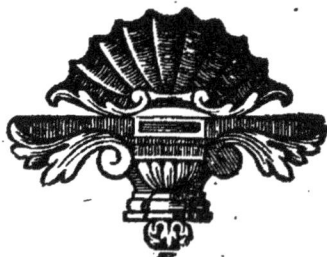

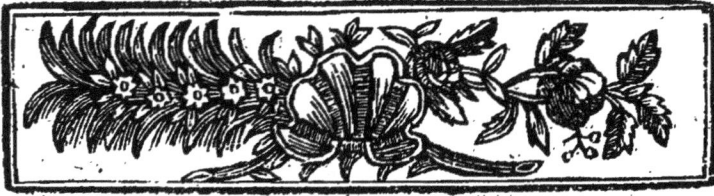

CHAPITRE II

LA PHARMACIE A ROME

UN PEUPLE SANS MÉDECINS ; ARCHAGATHUS ; LES AFFRANCHIS ;

GALIEN ET SON ÉCOLE.

L'histoire de la Médecine à Rome commence invariablement dans tous les auteurs, par une affirmation stéréotypée et appuyée sur le seul témoignage de Pline (1) : Rome resta sans médecins, jusqu'en l'an 535 ; et pourtant dit M. Dézobry (2), elle n'était pas sans médecine, elle avait celle de l'expérience. Je me demande comment on peut concilier deux propositions aussi contraires, puisque la médecine présuppose le médecin. Cette science n'est pas une abstraction métaphysique, c'est le résultat de connaissances, de l'expérience seule si l'on veut, appliquées à remédier aux malaises et aux maladies dont l'homme est atteint dans tous les âges de la vie. Si Rome avait la médecine de l'expérience, avant l'an 535, elle avait nécessairement des médecins, n'importe lesquels, hommes ou femmes, hommes libres ou esclaves, c'est-à-dire tous ceux mettant un savoir quelconque au service des malades.

---

(1) Pline, XXIX, I.
(2) *Rome au siècle d'Auguste*, T. III.

Bien avant le temps assigné par Pline à l'apparition des médecins, il existait à Rome, sur le Palatin, un temple de la *Fièvre*, voisin et presqu'aussi vieux que celui de la *Foi* fondé par Numa. Les malades revenus à la santé, avaient l'habitude, comme dans les temples d'Esculape, d'y faire inscrire les remèdes qui les avaient guéris (1). D'autres fois, les malades s'adressant directement à la divinité, écrivaient leurs vœux sur des tablettes et les collaient avec de la cire, au genou de la statue de la déesse (2). Voilà déjà un motif bien suffisant pour suspecter une assertion trop souvent répétée.

Pour comprendre le vrai sens de ce qu'à dit Pline, il faudrait peut-être voir dans la présence si remarquée du grec Archagathus, l'arrivée à Rome du premier médecin étranger, et sans aucun doute du premier médecin instruit. Sortant de ces brillantes écoles de la Grèce, imbu de doctrines méthodiques ou empiriques même, le plaçant bien au-dessus de l'ignorance des médecins ou des empiriques romains, on comprend quelle révolution la pratique nouvelle du médecin grec dût exciter, dans cette société que l'invasion du luxe et de toutes jouissances, commençait à ramollir.

Comment pourrait-on expliquer autrement qu'une profession, jusque là si rigoureusement bannie, dit-on, devint tout-à-coup l'objet de la faveur publique, à ce point que César accorda le droit de cité aux médecins et qu'Auguste leur donna l'anneau des chevaliers. Et lorsque pendant une grande famine, le fondateur de l'empire se vit dans la nécessité de chasser de Rome, par mesure d'ordre et d'économie, tous les étrangers dont elle était remplie, il ne fit qu'une seule exception : ce fut en faveur des médecins (3).

---

(1) Val. Maxime, 11, 5, 6.
(2) Genua incerare deorum. Juv. S. 10. — Votum in alicujus statuæ femore adsignasti. Apulée.
(3) Suétone : Aug.

Ne semble-t-il pas extraordinaire en effet, qu'un peuple aussi compact, aussi vivace, aussi guerrier surtout, se soit passé de ce qui est indispensable à la société la plus restreinte, comme à l'homme seul abandonné à lui-même ? Si le fait était vrai, ce que je ne saurais admettre, il faudrait chercher dans les institutions primitives des Rois et de la République, quelque loi ou quelque coutume qui ordonnât la mort ou l'abandon des malades et des blessés. Cette loi ou cette coutume n'existe pas et ne pouvait pas exister. Supposons qu'on ait laissé, par ignorance ou par mépris de la faiblesse morbide, les maladies chroniques et aigües abandonnées aux seuls efforts de la nature ; cela serait peut-être possible. Mais ces soldats, ces légionnaires qui tombaient pendant six siècles sur tous les champs de bataille du vieux monde, en Italie, à Carthage, en Egypte, en Espagne, en Gaule, en Germanie, partout enfin, comment croire qu'ils furent délaissés sans secours et sans pitié, par ces généraux, ces consuls, ces dictateurs, qui les menaient à la victoire et à toutes les conquêtes ! Rome, cent fois visitée par la peste, dût chaque fois y chercher un remède. Si souvent, pour conjurer le fléau contre lequel échouaient toutes les pratiques de la superstition, elle se décida à la dernière extrémité à créer un dictateur de la peste, et à planter solennellement un clou de bronze dans le côté droit ou gauche extérieur du temple de Jupiter Capitolin, comme en 390, c'est qu'à ce moment, elle avait déjà épuisé tous les moyens en son pouvoir.

M. René Briau, bibliothécaire de l'Académie de Médecine, vient de se livrer à de sérieuses recherches sur l'état de la Médecine à Rome. Il a constaté en effet, qu'il n'y eut point de médecine *officielle* avant Jules César. Mais on y connaissait les médecins, esclaves, affranchis ou étrangers. Ils y étaient soumis au droit rigoureux qui régissait ces trois conditions. Plus tard sous les empereurs, l'*Archiâtrie* fut organisée et composée de cinq ordres : 1º les médecins des empereurs, 2º les médecins municipaux ou des villes des provinces, 3º les médecins publics des villes impériales, 4º les médecins des Collèges médicaux, et 5º les médecins des gymnases. M. Briau a aussi découvert une inscription qui lui fait penser qu'il existait un cercle de Médecins à Rome, nommé *Scola Medicorum* (1).

Quoiqu'il en soit, ce qu'il faut admettre de toute nécessité, c'est l'absence de méthode et d'école, avant la venue d'Archagathus. Tant que ce peuple étonnant, conserva les mœurs austères de la République qui en firent, les premiers et les plus robustes soldats du monde, Rome put se passer peut-être de médecins proprement dits, et toute la science put consister dans l'emploi de palliatifs que l'empirisme le plus élémentaire peut trouver tout seul. Mais quand ses généraux eurent pénétré chez les nations plus policées de la Grèce, de l'Egypte et de l'Orient ; lorsqu'ils eurent trempé leurs lèvres à la coupe des voluptés asiatiques, il leur fallut des médecins pour les guérir des mille maux qu'engendrent la paresse, les plaisirs et la bonne chère. C'est ainsi qu'ils justifièrent le mot piquant de Publius Syrus : *Médicorum nutrix est intemperantia.*

Ce fut donc Archagathus, médecin grec du Péloponèse, qui le premier vint à Rome, vers 535 et y reçut le droit de cité. Tel est le succès qu'il y obtint, que les écrivains latins nous ont laissé sur lui plusieurs indications curieuses. Nous savons ainsi qu'il demeurait dans le carrefour Acilius, près du *Forum Olitorium*. Il fut d'abord surnommé *Vulnerarius*, parce qu'il s'occupait surtout du traitement et du pansement rationnels des blessures. Son succès fut d'abord très grand. Mais bientôt après on changea ce surnom en celui de *Carnifex* ; on dit que ce fut à raison de sa manière d'user sans pitié du couteau et du feu.

---

(1) V. Séances de l'Ac. des Inscr. des 9 et 23 février 1877.

Peut-être aussi savait-il pratiquer plus à propos que les méde-, cins romains, les opérations chirurgicales exigées par l'état des malades, et cette barbarie apparente fut probablement ce qui lui valut ce surnom de bourreau, de la part de la foule ignorante.

De nouveaux médecins grecs, alléchés par la fortune rapide que faisait Archagathus, affluèrent à sa suite à Rome, y eurent les mêmes succès et y gagnèrent comme lui, une quantité fabuleuse de sesterces. Une particularité de la vie d'Asclépiade, médecin grec né à Pruse, se rattache à cette étude. Il avait d'abord professé l'éloquence, mais voyant le mince profit qu'il tirait de son talent, il se tourna vers l'étude de la médecine. Il ignorait la connaissance et les manipulations des remèdes, deux choses indispensables alors, et bâtit sur cette ignorance même, un nouveau système médical. Il s'attacha à supprimer les médicaments et les remplaça autant que possible par de *belles phrases*, par la diète, l'abstinence du vin, les frictions, les promenades à pied et en litière. Il obtint une très grande faveur et fut regardé comme un homme envoyé du ciel.

Tout patricien eut bientôt son médecin particulier ; on en achetait comme on faisait d'un joueur de flûte ou d'un esclave domestique. Il y eut aussi des spécialistes : *Chirurgi* pour les blessures, *Ocularii,* pour les yeux, *Clinici,* pour ceux qui gardaient le lit. Mais la liberté absolue dont ils jouissaient ne tarda pas à dégénérer en licence. Cette profession étant entièrement libre, on vit les *tavernes,* (je reviendrai sur ce mot) remplies d'affranchis, prenant le titre de Médecin (1).

Il est difficile de se faire une juste idée de ce dont ils étaient capables, quand on en juge par ce qu'en disent les auteurs latins. Le *Medicus* de Plaute dans le *Mercator,* acte II, scène IV,

---

(1) *Rome au siècle d'Auguste,* et aussi l'*Histoire des Apothicaires.* Une taverne, désignait une boutique ; et la taverne au sens du mot, s'appelait : *Popina.*

est plutôt un marchand : Charinus désespéré, confie à son ami
Eutychus qu'il veut s'empoisonner, et il lui dit :

Certum est : ibo ad medicum, atque ibi me toxico morti dabo.

Faut-il répéter ici à ce propos, tout ce qui a déjà été dit des
marchands du *Céramique d'Athènes*? Faut-il mettre sur le compte
de la médecine et de la pharmacie, comme on le répète à l'envi,
toutes les turpitudes de ces *Herbarii*, de ces *Séplasiaires*, espèce
de parfumeurs et de droguistes, de ces marchands et marchandes
de Rome, vendeurs et vendeuses de *medicamenta candoris et
ruboris* (1)? Mais encore une fois, tout ce monde n'a de commun
avec la médecine que de mauvaises drogues perdues au milieu
des couleurs et des cosmétiques sans nombre, dont les romaines
faisaient un usage immodéré. Comment, vous mettez (2) au
compte de la pharmacie, les incantations, les enchantements, les
philtres ou mieux les empoisonnements et les avortements des
Sages, ces immondes produits d'une société en pleine décomposition! Ces atrocités commises par Locuste pour le plaisir
de Néron et de quelques vils courtisans, vous les mettez en paral-
lèle avec l'honneur et les travaux d'Andromaque! Quand Commode au lendemain d'une orgie, sur le rapport intéressé d'un
délateur infâme, envoie la ciguë à deux ou trois sénateurs, vous
oubliez trop vite qu'il existe encore dans Rome, de dignes élèves
de Galien!

Si l'on attribue toutes ces horreurs à la pharmacie ancienne,
il n'y a plus aucune raison pour ne pas mettre les crimes de La
Pommeraye et de l'herboriste de Saint-Denis, sur le compte de
la médecine et de la pharmacie modernes. Il y a vraiment plus
que de la légèreté, à charger une profession, tenue longtemps

(1) Dezobry ; loc. cit.
(2) Le d' Philippe.

avec honneur par Asclépiade, Themison, Crateras, Celse peut-être, si Celse a été médecin, mais au-dessus de tous par Galien, de tous les crimes dont se souilla une société arrivée au suprême degré de l'immoralité.

Plaute, a-t-on dit (1), nous montre les médecins vendant dans les tavernes, les médicaments qu'ils préparaient eux-mêmes. Mais en vérité, il n'y a pas un mot de tout cela dans Plaute et bien qu'il faille faire avec lui la part du comique, de l'exagération et aussi des tournures qu'impose quelquefois la concision des vers, il est facile de montrer qu'il n'a jamais dit tout ce qu'on lui fait dire. « Après leur affranchissement, dit M. Dézobry, ces affranchis s'installent dans des tavernes à l'instar et proche des tondeurs » et une note nous renvoie à l'*Amphitryon*, acte IV, scène I. Examinons : Amphitryon cherche Naucrate et énumère tous les lieux publics qu'il a fouillés inutilement : « Je me suis insinué dans les marchés et les halles, dans la Palestre et le Forum, dans les Pharmacies, chez les barbiers et dans tous les édifices sacrés. Je suis fatigué de chercher. »

. . . . *perreptavi* . . . .
Apud emporium, atque in macello, in Palæstra atque in Foro,
In medicinis, in tonstrinis, apud omneis ædeis sacris.

Cela signifie seulement : je l'ai cherché partout où un Romain bavard ou flâneur, va promener sa paresse et son désœuvrement.

Doit-on croire Plaute davantage, parce que Cicéron dans son discours *Pro Cluentio*, semble lui donner raison sur bien des points. Pour répondre sûrement à cette question et savoir si le témoignage du grand orateur pèse plus que celui du comique, il faut voir ce qu'est ce discours et ce qu'on y trouve au fond. Ce sera d'ailleurs pour nous, une occasion excellente de nous

---

(1) Ut. sup.

mieux instruire sur les habitudes, le savoir et la moralité des médecins-pharmaciens romains.

Le *Pro Cluentio*, par rapport aux médecins et aux pharmaciens, a toujours été cité assez légèrement, par Moreau de la Sarthe dans l'*Encyclopédie Méthodique*, par le docteur Philippe, par M. Dézobry lui-même. Pour éclairer la question, je vais en reprendre l'analyse.

C'est une magnifique et longue plaidoirie, dans une affaire d'empoisonnement très compliquée : c'est une cause célèbre au premier chef, comme nous dirions aujourd'hui, dans laquelle la société romaine est presque mise à nu. Juges, patriciens, médecins esclaves ou affranchis, y sont présentés sous un assez vilain jour. Je ne m'occupe naturellement que de ce qui nous touche.

Il y a bien des réserves à faire, dans tout ce monde d'empoisonneurs ; ce sont surtout des affranchis à gage ou des esclaves, que les acteurs intéressés de ce drame curieux, transforment en médecins à leur fantaisie. Ainsi ce trait de Sassia, la mère de Cluentius et son accusatrice, que Cicéron montre préludant par un crime, au crime dont il l'accuse lui-même (XIV) : *Ad quam (Dineam) quùm adduxisset medicum illum suum, jam cognitum et sœpè victorém (per quem interfecerat plurimos).* Ce médecin appartient à Sassia et Dinea le refuse, parce qu'à vrai dire c'est un empoisonneur plutôt qu'un médecin, et il lui est trop connu pour être le complice d'Oppianicus, un autre gredin, mari de Sassia et beau-père de Cluentius. Sassia envoie alors à Dinea, un bateleur, un charlatan, ou mieux un marchand forain d'Ancône, *Anconitatùm, quemdam L. Clodium, pharmacopolam circumforaneum,* lequel, comme le dit Cicéron, pour la modique somme de quatre cents sesterces ou cent francs, *primâ potione sustulit.*

Plusieurs actes de ce procès prouvent que ces affranchis, médecins de circonstances, étaient capables de tout. Cela se comprend quand on voit ce que pouvaient faire leurs maîtres.

Toutes ces turpitudes criminelles se passent à peu près dans l'intérieur d'une famille et les esclaves des parties, à part ce marchand forain d'Ancône, trempent seuls dans tous ces attentats. Mais en même temps on voit des médecins libres, de vrais médecins qui sont dignes de leur profession. Aussi, lorsque Cluentius malade veut se faire soigner, il appelle à lui, un homme obscur mais honorable : *utebatur autem médico ignobili* (obscur, inconnu, non noble) *sed spectato homine, Cleophanto*. Ce Cléophante étant incorruptible, on s'était adressé à son esclave pour lui faire empoisonner *les médicaments qu'il apportait à Cluentius*.

Si tout cela ne nous donne pas une haute idée de ces médecins domestiques, on voit au moins qu'en dehors des esclaves, il y en avait de libres et d'honnêtes et, ce qui nous intéresse davantage, qu'ils préparaient eux-mêmes leurs médicaments. Ils étaient dans tous les cas, exempts de toute entrave législative, car dans un autre endroit, Cicéron dit que Sassia, pour récompenser l'esclave Straton, son faux témoin, lui donna une boutique pour exercer la médecine à Larinum : *et ornatam Larini medicinæ exercendæ causâ tabernam dedit*. Il faut remarquer cette expression ; elle indique ce qu'on doit comprendre lorsqu'on nous dit que les médecins exerçaient dans *les tavernes*. Non, la traduction est fautive ! Ils exerçaient *in tabernâ medicorum*, dans les boutiques de médecins. Voilà le sens vrai. Quand on va aux sources, on trouve à réformer des opinions trop facilement répétées (1).

(1) V. Index du Plaute de Barbou, 3 vol. in-12. — Les tavernes romaines occupées par les marchands aisés, étaient généralement établies sous les colonnades ou dans les places, au rez-de-chaussée des maisons des riches particuliers et ne communiquaient pas avec le reste de la maison. La devanture était occupée par un mur à hauteur d'appui, sur lequel se faisait le service et la vente. C'est dans ces boutiques que les médecins rangeaient leurs nombreuses boîtes à médicaments : *Tam magna médicorum suppellectile atque pixidibus*. La maison de Pansa, à Pompéi, contenait onze boutiques occupées par divers marchands.

Voilà ce que nous apprend avec certitude Cicéron, dans son *pro Cluentio*. Pour moi, ce que j'y trouve de plus clair, c'est que dans un monde où tout était vénal, la conscience des affranchis était souvent à vendre comme celle des juges : le prix seul différait.

. Tous ces médecins de bas étage, devaient parler un peu la langue grecque, pour avoir quelque succès. C'était la mode, comme plus tard, au XVIIe siècle, tous les Mondor, tous les Tabarins et tous les valets médecins de la comédie devront parler latin. C'est contre toute cette tourbe ignorante et immorale que Sylla rendit une loi nouvelle, qui n'était que l'application aux médecins, de l'ancienne loi *Aquilia*. Cette loi édictait que celui qui fait mal ce dont il se charge, soit responsable des accidents causés par son impéritie

L'Ecole méthodique latine fut illustrée par une foule de médecins d'origine grecque. Ils ont écrit de nombreux ouvrages sur la matière médicale et la pharmacie, mais ils ne nous sont connus que par les commentaires de Galien. Du reste, les doctrines médicales sont bien plus intéressées à l'étude de leurs travaux que la pharmacie. Moschion et Philon inventaient et vendaient eux-mêmes des électuaires. Le plus célèbre d'entr'eux est Andromaque, le médecin de Néron auquel nous devons la thériaque, cette panacée dont le succès dura dix-sept siècles et fut universel. A tort ou à raison, la thériaque aujourd'hui a fini son temps, après avoir fait l'admiration du monde. Antonin la faisait préparer sous ses yeux, dans ses palais et en prenait tous les jours. Il ne faut pas perdre de vue du reste que cet électuaire, comme tous les semblables, était préparé et pris dans l'unique but de préserver de l'action des poisons. On a peine à croire qu'une opinion pareille ait pu subsister si longtemps, et c'est avec stupéfaction qu'on voit Nicandre, indiquer les antidotes les plus inertes, contre les poisons les plus violents.

Maimonide nous apprend comment on s'en servait, contre les morsures de toutes sortes : *on appliquait d'abord des ventouses et puis l'on donnait de la thériaque* (1). C'est aussi la manière préalable de traiter les piqûres et les morsures, dans les deux poëmes de Nicandre.

Je ne saurais passer sous silence le nom de Dioscoride d'Anazarbe ; son traité *des Simples* est encore consulté avec fruit. Il contient de précieux renseignements sur la matière médicale des romains et des grecs. Malheureusement un grand nombre de passages sont remplis d'obscurité, à cause des confusions qu'on a faites sur certains noms de médicaments.

L'homme de cette Ecole méthodique qui brille au-dessus de toute cette époque, c'est Galien, médecin grec de Pergame. C'est à lui que nous devons tous ces précieux commentaires sur Hippocrate et sur tous les écrits des médecins qui l'ont précédé et suivi. Illustre dans la Médecine, à laquelle il laissa cette théorie des *Quatre humeurs*, à grand'peine renversée par la découverte de la circulation, Galien n'est pas moins remarquable comme pharmacien. Ses traités : *de Ptisanâ, de Simplicium medicamentorum facultatibus, de Theriacâ ad Pisonem, de medicinis facilè parabilibus,* indiquent un homme très versé dans tous les secrets des manipulations.

Médecin de Marc-Aurèle, de Lucius Verus son gendre et de Commode, il demeurait selon le tradition, sur la Voie Sacrée et débitait lui-même les médicaments préparés dans son *iatrium*. Il a cité dans ses écrits, tous les parasites de la pharmacie, mais de façon à indiquer qu'ils lui sont tout-à-fait étrangers ; il les traite tous avec le même souverain mépris. Il nous a laissé quelques détails sur les *Medici sellularii*, espèces de médecins-pharmaciens, sédentaires comme leur nom le dit, qui atten-

---

(1) V. Traité des Poisons.

daient les malades dans leurs boutiques et leur fournissaient en
même temps les médicaments dont ils avaient besoin. Il nous a
conservé ainsi les noms des plus connus : Sabinus, Eudemus,

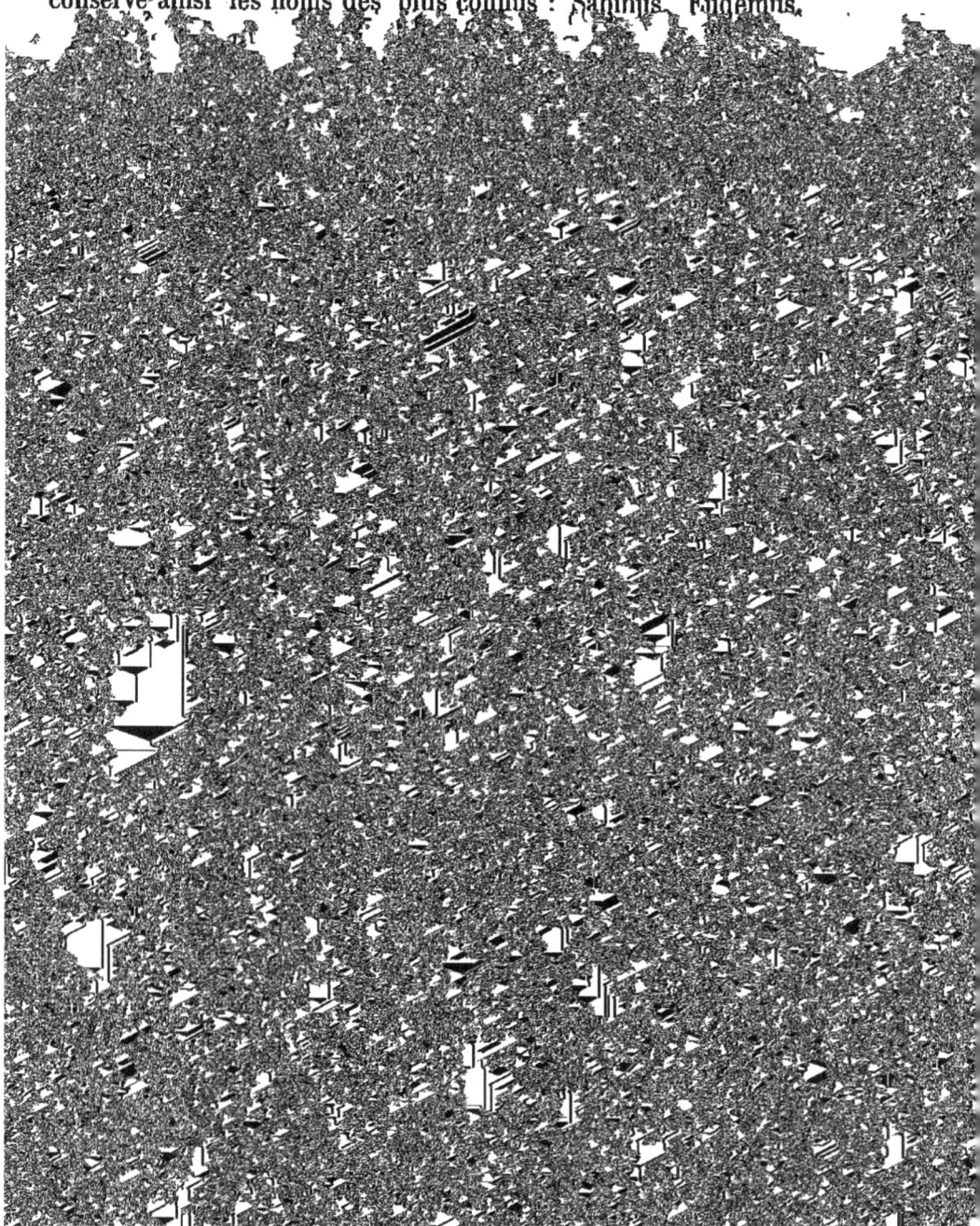

CHAPITRE III

« Si l'on veut faire remonter l'histoire de la Pharmacie au
« commencement du Moyen-Age, on ne la trouve nulle part dans
« l'organisation sociale de l'Europe. Ce n'était pas un métier,
« ce n'était point un art, c'était encore moins une science.
« Quelques souvenirs, quelques traditions lui servaient de titre ;
« les maisons religieuses, les chirurgiens, les barbiers, les ma-
« trones, les ménagères lui donnaient asile. Ambulante avec les
« spécialistes, elle changeait de caractère et de physionomie
« selon qu'un médecin juif-arabe, un grec ou un chrétien
« d'Europe l'attelait à son char. Elle agissait instinctivement,
« ignorante des mots-racines de sa langue d'enfance ; elle mépri-
« sait des livres qu'elle ne comprenait plus : Pline, Galien,
« Dioscoride, reposaient inconnus au fond des bibliothèques
« monastiques. Certaines recettes, presque toujours mal inter-
« prétées ou mal copiées tenaient lieu de Codex. » Tel est l'exposé peu flatté, par lequel débute l'article « *Pharmacie* » écrit
par M. le docteur Emile Béjin, dans le *Moyen-Age et la Renaissance* de M. Paul Lacroix. Si le tableau est chargé de couleurs

un peu sombres, l'étude attentive de cette époque nous force à reconnaître qu'il est vrai.

On ne sait plus à quel moment s'est brisée la chaîne qui lie le présent, au passé dont on vient de lire l'esquisse ; on ne sait à quelle date on retrouve dans ce dédale, le fil rompu de la tradition antique. Il restait certainement quelques dépositaires aujourd'hui inconnus, de la science d'Hippocrate, de Galien et de l'Ecole d'Alexandrie, à peine fermée aux premiers temps de la fondation de la Monarchie française ; mais ces dépositaires n'ont laissé aucune marque de leur passage, dans ce chaos formé de l'éffondrement de l'Empire Romain en Occident, de la conquête franque et de l'invasion de l'armée des Huns. Nous ne savons donc presque rien, sur l'état des sciences dans ces temps de bouleversement et de barbarie incroyables, qui commencent avec la disparition des derniers généraux de Rome, et ne finissent guère qu'avec les premiers rois de la seconde race, entre la chute d'un empire et la naissance d'un autre. Il y a là, trois siècles au moins de profondes ténèbres, dans lesquelles les rares chroniqueurs de cette époque n'apportent aucune lueur.

La Gaule subjuguée et conquise, s'était rapidement identifiée à la civilisation de son vainqueur. Elle avait possédé quelques centres intellectuels qui avaient honorablement lutté avec la métropole. Longtemps avant la conquête romaine, la colonie phocéenne de Marseille avait lancé sur la vieille terre celtique, comme un pâle reflet des lumières de la Grèce : Lyon, Bordeaux, Marseille, avec leurs écoles littéraires, brillèrent longtemps d'un certain éclat ; mais si ces écoles ont fourni aux gallo-romains ou aux gallo-francs des médecins de quelque valeur, nous l'ignorons absolument. Il est inutile d'ajouter qu'il en est de même pour la pharmacie et les pharmaciens.

Autun, une des villes les plus intéressantes des Gaules, possédait aussi des écoles, très remarquables encore sous Constantin.

On ne saurait dire si les sciences y étaient enseignées. Eumène
dans ses *Panégyriques*, est muet à cet égard et ne parle absolument que des rhéteurs. On a trouvé cependant, dans les fouilles
de cette ville, si riche en monuments antiques, le fragment
d'inscription suivant : (1)

VICTOR

MEDICO

MEDIO. M.

UXSOR

POSUIT

L'inscription paraît appartenir au IVᵉ ou au Vᵉ siècle. Il est à
peine besoin de dire qu'il ne faut tenir aucun compte de l'antiquité fabuleuse que se donnait l'Ecole de Médecine de Montpellier. C'était une de ces légendes comme on les aimait autrefois ;
elle flattait l'amour-propre local et rien de plus (2).

Une cause insconsciente de l'abandon de toute méthode, de
toute doctrine à cette époque, est peut-être cette incroyable tendance au merveilleux, naissant avec toute religion qui commence
ou finit. Elle se développa d'une façon extraordinaire, lors de
l'apparition du Christianisme, non seulement dans les Gaules,
mais dans le monde entier. La religion nouvelle, arrivant en
même temps que la décomposition morale du vieux monde qu'elle
allait réformer ! c'était un moment bien choisi, un moment fatal,
pour l'irruption de la superstition dans ces masses ignorantes,
récemment mélangées à d'immenses armées de barbares. Toutes
les vieilles chroniques, surtout celles concernant la vie et les
actions des saints, sont en effet remplies de miracles et de guéri-

---

(1) V. Devoucoux : *Histoire de la cité d'Autun*, et *Inscrip.* de Gruter.

(2) Le père du poète Ausone, Julius Ausonius, était un médecin de Bazas, et sa mère était
née au pays des Eduens, dont Autun était la capitale. Julius Ausonius avait-il étudié à Autun ?

sons surprenantes (1). La crédulité remplace la science et l'expérience ; le thaumaturge prend la place du médecin. A quoi bon avoir recours aux moyens naturels, quand le surnaturel est tout puissant? à quoi bon le médecin et la médecine, quand les pratiques religieuses paraissent suffisantes et même plus efficaces? Maintes fois d'ailleurs, nous voyons les hommes de cette époque, mépriser les misères terrestres, parce que toutes leurs aspirations sont tournées vers le ciel : pour tous ceux dont les sentiments religieux sont exaltés, la fin du monde est proche.

Kurt Sprengel le premier, a exprimé cette idée dans son *Histoire de la Médecine* : « J'aurais pour moi-même le plus profond mépris,
« dit Sprengel, si, contre ma propre conviction, je cherchais à
« rabaisser le divin fondateur de notre religion, ses actions bien-
« faisantes et son évangile ; mais l'adorateur le plus sincère, le
« plus zélé de Jésus-Christ, lorsqu'il connaît l'histoire du chris-
« tianisme, doit avouer quoiqu'à regret, que la croyance des
« chrétiens au don de produire des miracles et l'alliance de leur
« culte aux idées des payens, donnèrent lieu à des erreurs per-
« nicieuses, à des préjugés grossiers et à des opinions dépour-
« vues de bon sens, qui portèrent un coup mortel aux sciences
« et amenèrent les ténèbres épaisses de la barbarie ». Il y aurait de longs commentaires et de sérieuses méditations à faire sur cette obvervation de Sprengel, très judicièuse au fond ; mais cela m'entraînerait trop loin et peut-être en dehors de mon sujet ; je me contente de la signaler en passant. Il n'est pas sûr du reste que mes forces y suffiraient.

Avec le Moyen-Age, nous retrouvons la médecine exercée au moins sous deux formes principales : ambulante et abandonnée à toutes les jongleries des juifs et des arabes nomades, qui col-

(1) V. les Vies de Saint-Éloi, de Saint-Ouen, de Saint-Nicaise, de Saint-Marcou, et la légende populaire de Saint Martin.

portent leur routine empirique avec de mauvais remèdes, dans toute l'Europe méridionale ; stationnaire, et alors un peu plus digne de son nom ainsi que la pharmacie en général, quand elle se trouve dans les mains des religieux. Détenteurs du peu de sciences et de lettres échappées au naufrage de la civilisation, ce sont eux-seuls qui en recueillent toutes les épaves. Ils étudient la médecine, par amour d'elle-même, comme science cultivée par les anciens, et aussi comme moyen d'action efficace sur les pauvres misérables qu'ils vont évangéliser. Plus tard, lorsque les manuscrits contenant les œuvres d'Hippocrate, de Galien, de Celse, sortiront de la poussière de l'oubli, ces religieux les traduiront et seront les premiers à en tirer profit et à en appliquer les préceptes. Ce sera le retour, la continuation peut-être des institutions et des souvenirs lointains et confus de l'antiquité.

Mais quant à présent, ne recherchons plus ici, ni méthode ni observation, ni expérience : à proprement parler, il n'y a plus même de routine. Le médecin obscur soigne ses malades d'après certaines traditions vagues, d'après certaines recettes informes dans lesquelles la superstition et le merveilleux jouent souvent un rôle trop prépondérant. Les maîtres, ceux dont il nous reste quelque chose, ne sont que des glossateurs, qui en essayant de nous rendre les travaux des anciens, les vrais maîtres, ceux-là, embrouillent tout ce qu'ils ne comprennent pas et réussissent parfois, à mettre de l'obscurité dans les ténèbres mêmes. L'antiquité avait trouvé les lettres et les sciences : ce fut l'arche sainte pour les érudits de la première partie du Moyen-Age ; essayer d'aller plus avant eût été un sacrilège. Aussi toute l'étude, pour ceux qui étudient, au fond des monastères ou dans les écoles d'Espagne et de Sicile, se réduit-elle à un travail d'érudition. On cherche à comprendre, à traduire, à interpréter et à paraphraser mieux que les devanciers, tout en ajoutant un peu des idées qui sont dans le milieu ambiant. « On attendait tout, a dit M. de

Rémusat, de ceux de qui tout était venu ». Le point de départ, dit-il encore, n'est jamais indifférent ; au terme de la course on se ressent du chemin qu'on a pris et le choix de la méthode est avec raison regardé comme capital. Cela est vrai de la philosophie ; cela est vrai aussi de la médecine. Celle du Moyen-Age n'est plus que la fille de Galien, dénaturée encore par les commentaires verbeux de l'Ecole d'Alexandrie et les travaux ultérieurs des Arabes. Galien, en pharmacie avait fait des mélanges célèbres : mélanger devint la loi suprême, et le premier qui plus tard voudra simplifier, devra s'attendre à trouver toute l'école devant soi, lui criant : anathème.

En attendant que nous soyons arrivés à ce point, où la médecine cherche une voie nouvelle et se demande si elle restera stationnaire avec la Faculté d'origine religieuse, ou animée d'un esprit nouveau avec les anatomistes et les chimistes, nous la voyons pour longtemps engagée dans les doctrines arabes et étudiée seulement par les seuls hommes à qui l'étude fut possible : les religieux confinés dans la solitude.

Il faut même penser que les religieux s'adonnèrent peu à peu, avec trop d'ardeur et de zèle à la médecine et même à la pharmacie proprement dite ou au moins à la vente des médicaments, puisque le pape Pélage II, vers la fin du VIe siècle, rendit un bref caractéristique, interdisant aux clercs et gens d'église, de faire le négoce des médicaments, comme des marchands ou des apothicaires : « *Ut clerici apothecarii non ordinentur, et non liceat clericos nostros eligere apothecarios.* » Peut-être s'agit-il encore ici de boutiques et de marchands ordinaires, aussi bien que de pharmacie et de pharmaciens, puisque le sens du mot *apothecarius* peut recevoir plusieurs acceptions et signifie à la fois *marchand, apothicaire* et *drogue.* Par la suite, comme on le verra, cette défense d'exercer la médecine ou la pharmacie, fut souvent renouvelée contre les clercs et les religieux, mais ce

fut en vain. Destinés par état, à veiller sur la santé des âmes, les
gens d'église à toutes les époques, trouvèrent plus commode et
quelquefois plus fructueux, de s'occuper de la conservation de
la santé du corps.

Le plus ancien et le premier document qui nous soit parvenu
sur le sujet qui m'occupe, se trouve dans un capitulaire de Charlemagne qui règle les revenus de sa maison. Il n'intéresse, à
vrai dire, la pharmacie qu'indirectement : il renferme l'énumération, entr'autres choses, de toutes les plantes médicinales que
le grand empereur faisait cultiver dans les jardins de ses palais,
pour le service particulier de sa famille et de ses officiers ou
commensaux. On sait que Charlemagne veillait avec un soin
minutieux à tous les détails de sa fortune particulière ; la vente
des produits de ses domaines, comme l'achat des denrées nécessaires à l'entretien de sa famille et de ses officiers, ne se faisaient qu'après avoir été soumis à son approbation. Les plantes
nommées dans le capitulaire, qui a pour titre *de Villis*, sont : le
dictame, la guimauve, la coloquinte, la bardane, la matricaire,
la livêche, la cataire, l'orvale, la rhue, la mauve, la serpentaire,
l'anis, la coriandre, le carvi, le cumin, le senevé, les menthes,
la sauge, la sariette et le fenouil. Cette liste renferme à peu près,
comme on le voit, toutes les plantes médicinales indigènes,
les simples, dont l'usage est le plus généralement connu.

Comme l'a remarqué dom Mabillon, Alcuin, qui écrivit sur
toutes sortes de sujets, suivant l'usage des écrivains encyclopé-
distes de ce temps, ne nous a rien laissé, ni sur le droit, ni sur
la médecine, à l'exception, pour cette dernière, de trois vers
latins, dont j'ai à m'occuper et qui seront rapportés un peu plus
bas. Eginhart (1) au contraire, a dit de Charlemagne, dans une
expression équivoque, comme en présente trop souvent la langue

---

(1) *Mémoires* de l'abbé Lebœuf dans la *Collection Leber*.

latine : « *Medicos exosos habebat.* » Il s'agit ici vraisemblable-
ment de son usage personnel, car on sait qu'il aimait les médecins, et dans un autre de ses capitulaires, il est ordonné qu'on
enverra la jeunesse s'instruire sur la médecine : il est bien regrettable qu'on ne dise pas dans quels lieux, ni sous quels maîtres :
« *De medicinâ arte, ut infantes hanc discere mittantur.* » En
même temps il prenait de sévères mesures contre les pratiques
des imposteurs et des charlatans : *quorum sunt certi errores,
incerti autores.* Voilà bien une engeance contre laquelle ne prévaudront jamais ni les lois, ni les capitulaires.

Les trois vers d'Alcuin sont cités partout, sans que personne y
ait bien vu tout ce qu'ils renferment. Personne non plus, n'avait
peut-être intérêt à y chercher tout ce qu'on y trouve. Ils indique-
raient d'abord d'une façon catégorique, qu'il y avait dans le
palais du restaurateur de l'empire, un lieu spécialement affecté
à la médecine et à la pharmacie. Alcuin le désigne très-bien par
cette figure : *Tecta hippocratica.* Voici ces trois vers :

> *Accurunt medici mox hippocratica tecta ;*
> *Hic venas findit, herbas hic miscet in olla,*
> *Ille coquit pultes, alter sed pocula perfert* (1).

L'abbé Lebœuf hésite sur le sens des mots : *hippocratica tecta*
et se demande s'il ne faudrait pas traduire cette expression de
chambre hippocratique, par une pharmacie située près de l'in-
firmerie. Je ne comprends pas bien d'où lui est venu ce scrupule,
ni ce qui peut lui faire adopter une traduction si amplifiée et si
risquée. Comme périphrase..... poétique !! nécessaire au mètre
du vers, il n'y a aucune difficulté à traduire cet *Hippocratica tecta*
par le mot pharmacie. C'est un peu vulgaire, mais le mot est
juste. Ce qui conviendrait le mieux dans l'espèce, en raison des
deux vers suivants, ce serait le mot sans équivalent *iatrium,* l'of-

---

(1) Ut. Sup., et Alcuin : *Carmina.*

ficine dans laquelle on fait les opérations chirurgicales, en même temps qu'on y prépare les médicaments et toute la cuisine pharmaceutique.

Ce que je relève de plus remarquable dans ces trois vers, ce sont les indications bien précises des occupations particulières de tous ces *Medici*. Ils cumulent toutes les parties de l'art de guérir, comme les Asclépiades. Celui-ci ouvre les veines, celui-là mêle les herbes, l'autre fait les coctions, tandis que le dernier porte ou administre les potions. Voilà des médecins remplissant toutes les opérations que comportent la médecine et la pharmacie : ils font, suivant l'expression triviale, tout ce qui concerne leur état. Tel sera leur rôle pendant bien longtemps.

Dans tous les cas, la pharmacie impériale dut être à un moment bien fournie de drogues et de médicaments, car le moine de Saint-Gall raconte, avec complaisance, que les Perses, ainsi qu'il nomme toujours les envoyés d'Haroun-al-Raschid, venus une seconde fois en ambassade auprès de Charlemagne, en 807, apportèrent avec eux des baumes, du nard, des onguents, des drogues et des médicaments, en si grande quantité, qu'ils semblaient avoir épuisé toutes les productions de l'Orient pour en enrichir les villas de l'empereur.

Charlemagne mort, on sait dans quel désarroi funeste tomba l'empire sous ses faibles successeurs. A l'extérieur les Saxons d'un côté, toujours en révolte contre le vainqueur, de l'autre, les invasions sans cesse renouvelées des Normands, détruisant les villes, les donjons et les monastères ; à l'intérieur, les fils de cet incapable Louis-le-Débonnaire, constamment en guerre contre leur père ou se battant entre eux. Dans ce déchaînement affreux de toutes les misères sociales, les tentatives de restauration scientifique ou littéraire ne tardèrent pas à être abandonnées, et de longtemps il ne se trouva plus personne pour écrire l'histoire de ces temps troublés, encore moins pour noter la stagnation ou les progrès de sciences dont personne ne se souciait.

Quelques moines avaient fait, non pas des études médicales, ce serait trop dire, mais des observations qui leur donnaient des notions de médecine empirique suffisantes, et on les consultait assez volontiers. Cependant, *proh pudor !* par une exception peu compatible avec l'esprit religieux du IX° siècle, le médecin de Charles-le-Chauve, en 850, était un juif du nom de Sédécias. Le fait d'un juif, investi d'une pareille confiance auprès du chef du Saint-Empire romain, a dû paraître inouï aux contemporains, pour que l'histoire nous ait conservé le nom de ce médecin (1).

Tandis que la France, déchirée par les luttes de toutes sortes qu'elle avait à soutenir, restait aux prises avec l'ignorance, Abdérame et les califes ommiades préparaient l'ère de la rénovation moderne. C'était la période la plus brillante des Écoles arabes de Tolède et de Cordoue. Maîtres de l'Espagne, les Maures y avaient apporté d'Orient l'ancienne science grecque qu'ils s'étaient appropriée; science bien transformée, bien dégénérée, mais encore bien supérieure à l'ignorance qui régnait en France et dans toute l'Europe centrale. C'est le temps d'Ebn ou Jean Sérapion (2) et de Rhazès (3), l'auteur d'un *Antidotaire*, dans lequel apparaît, pour la première fois, l'emploi des préparations minérales à l'intérieur, médication jusqu'alors inconnue.

Malgré la peine qu'on s'est donnée, de faire les chimistes aussi vieux que le monde, les Arabes sont les véritables créa-

(1) Innocent VIII, à ses derniers moments, fit aussi appeler un médecin Juif (1491).

(2) Il existe au moins trois médecins du nom de Sérapion, qu'il ne faut pas confondre. Le premier, médecin empirique d'Alexandrie, auteur de formules populaires assemblées sans choix, vivait 200 ans av. J.-C. — Sérapion le vieux, médecin arabe, vivait au IX° s., et Sérapion le jeune, autre médecin arabe du X°. Les œuvres de celui-ci : *Serapionis opera medica* (in-f° 1497), contiennent des dissertations sur la nature et l'emploi des médicaments.

(3) Mohammed-Aboubekr-Ibn-Zacharia, né à Razi, l'ancienne Ragès en 850, professa en Espagne.

teurs de la chimie et de l'alchimie. Geber (1) le premier chimiste qui mérite ce nom, était déjà mort depuis longtemps
à l'époque où nous sommes arrivés. C'est dans les ouvrages
arabes contemporains qu'on voit surtout apparaître cette nouvelle
science du feu. Je me contenterai de citer les auteurs et les
ouvrages, traitant seulement de pharmacie. Ali, fils d'Abbas
(Ali-Ben-al-Abbas-al-Madjoucy) écrit son *Almeleky-y* ou *Al-
Maleky*, le livre rouge, résumé complet de toute la science pharmaceutique des arabes. Mésué (Jahia, fils de Masouiah), mort
en 855, était l'auteur d'une pharmacopée qui faisait autorité; il
était chrétien de la secte des nestoriens. Mais le maître, c'était
Avicenne (Abou-Ibn-Sina ou Abou-ali-Hocein). Sans avoir tout le
mérite de ses devanciers, dont il bouleversa et confondit les travaux, son succès et son autorité furent énormes. Il mit au jour
ses écrits; les copistes s'en emparèrent et la médecine et la pharmacie arabes, régnèrent bientôt sans partage dans le monde. Ce
fut le plus célèbre des médecins arabes, celui par lequel on jura
jusqu'à la Renaissance. Le premier, il imagina de dorer et d'ar-
genter les pilules, et l'idée fit une fortune qui ne s'est jamais
démentie. Simon de Cordo, médecin du pape Nicolas IV (1292)
essaya, plus tard, de mettre un peu de lumière dans la nomenclature des médicaments d'Avicenne.

Après l'Hippocate arabe parurent, un autre Jean Mesué son
élève, auteur d'un traité *des Emplâtres, des Sirops,* etc., Sérapion le jeune, puis un peu plus tard Aboul-Casis (Aboul-Cacem
ou Albu-Casis; Aboul-Cacem-Khalaf-ben-Abbas), né en Espagne,
et mort en 1106, auteur de *Al-Tacrif,* et Avenzoar (Abou-Mer-
van-Ben-Abdel-Melik-Ben-Zohr), auteur du *Taisser* ou *Teïcyr.*
Celui-ci, décrivant quelques préparations pharmaceutiques, assure
les *avoir faites de sa propre main.* Voilà un mot qui nous

---

(1) Ou Giaber ; son nom est Abou-Moussa-Djafar-al-Sofi, VIIIᵉ s.

révèle bien ce qu'était la pratique de la pharmacie à cette époque : chez les arabes au moins, car on va voir que chez nous les médecins n'étaient pas si fiers.

Tous les noms que je viens de citer, appartiennent à des médecins ; mais ils sont tellement versés dans l'art pharmaceutique, que nous avons fini par nous les approprier, à les faire nôtres. Ils écrivaient des traités pleins de mérite et de savoir pour leur temps, mais il est certain qu'il y avait auprès d'eux des gens d'ordre inférieur, préparant sous leurs yeux tous les médicaments. C'est ainsi que l'on fit plus tard en France, où le médecin, suivant le cas, était accompagné dans ses visites, d'un chirurgien, d'un barbier ou d'un apothicaire (1).

La pharmacie n'existe pas encore, mais elle doit se rattacher plus tard à une institution qui commence à se constituer : c'est à Paris le *Roi des merciers* (2). Il réunit déjà sous son sceptre mercantile, tous les marchands se servant de poids et de mesures, et ceux que je n'ose encore appeler du nom qu'ils porteront bientôt : *Epiciers* et *herboristes* ou *herbiers* et désignés dès lors sous le nom collectif de *Merciers* (de *Merx*, marchandise). Il y a là sans doute, le germe de la future corporation des Epiciers-Apothicaires, mais elle n'a pas encore d'existence certaine, et ce sont toujours les médecins, juifs, clercs ou laïques, qui en général, préparent leurs médicaments.

Bien que je n'aie aucunement l'intention de suivre les développements de la pharmacie naissante, dans toutes les nations de l'Europe, je ne puis passer sous silence l'apparition, au Xe siècle, d'une Ecole médicale célèbre ; elle devait avoir chez nous, trois

---

(1) V. *Moyen-Age & Renaissance.*

(2) Supprimé seulement en 1544, mais de fait en 1597. François Iᵉʳ avait créé un de ses fils, Charles d'Orléans, *grand chambrier,* avec les attributions de roi des merciers. Ce fils étant mort en 1545, l'office de grand chambrier fut supprimé et celui de roi des merciers rétabli ; Henri IV le supprima tout-à-fait.

4

ou quatre siècles plus tard, une influence extrêmement considérable.

Pontus ou Gariopontus, grec de l'Archipel, vint s'établir en
Sicile dans le courant du X⁸ siècle. Il fuyait avec beaucoup
d'autres grecs, devant les envahissements incessants des Sarrazins
et fixa sa résidence à Salerne. Il reste de lui un traité en manuscrit, concernant la pharmacie et ayant pour titre : *Dynamidies*.
C'est encore une dissertation sur la matière médicale. Pontus
est le créateur d'un néologisme, illustre surtout dans la cérémonie
du *Malade Imaginaire* : c'est le verbe *Clysterisare*, dont le XVIIᵉ
siècle et M. Fleurant ont tant abusé. Pontus fut enfin presque
le fondateur ·de· cette *Ecole de Salerne*, depuis si fameuse avec
Albricius, le moine Rudolphe, la matrone Trotula et Macer (1),
pauvre poète dont on a un interminable poème latin, le
Regimen sanitatis, bien moins connu cependant que le *Medicina
Salernitana* de Jean de Milan.

Toutefois le véritable fondateur et aussi la plus grande gloire
de l'Ecole de Salerne fut Constantin l'Africain, né à Carthage
vers l'an 1020. Accusé de magie dans sa patrie, comme Gerbert
et tous les savants du Moyen-Age, il vint à Salerne, professa la
médecine et étonna ses auditeurs par sa science universelle. Il
écrivit plusieurs traités de médecine et de pharmacie dans le goût
du temps ; s'ils manquent d'originalité, ils n'en sont pas moins
des compilations considérables et les résumés importants de
toute la science médicale alors connue. Ses travaux furent longtemps, avec ceux de Rhazès et d'Avicenne, consultés comme des
autorités incontestées. Constantin suivit l'exemple de presque
tous les hommes instruits du moyen-âge ; après avoir été secrétaire en Sicile, du Normand Pierre Guiscard, il mourut sous
l'habit religieux au Mont-Cassin, en 1087. On verra un peu plus

---

(1) On n'est pas certain de l'époque où vécut ce Macer.

loin, que l'Ecole de Salerne nous envoya de bonne heure des médecins et instruisait nos religieux, quand ils voulaient se livrer sérieusement à la pratique.

Avec le XIe siècle et les grands déplacements d'hommes que soulevèrent les croisades, apparaissent dans la thérapeutique quelques produits, dont il convient de signaler dès maintenant le principal, parce qu'il fut d'abord mis en œuvre par la pharmacie et considéré dans l'origine, comme un puissant médicament : je veux parler du sucre. Albert d'Aix dans sa *Chronique de Jérusalem* (1) décrit minutieusement le sucre et la canne ou roseau dont il est extrait. Il prétend même que pendant quelques jours de disette, l'armée des croisés fut obligée d'en faire sa principale nourriture. Dès le XIIe siècle, il y avait d'ailleurs, des cannes cultivées en Sicile, mais le sucre brut venait encore d'Orient par la voie d'Alexandrie (2). Il en fut ainsi jusqu'à la fin du XVIe siècle, où l'Amérique commença de nous en envoyer (3). Je ne veux pas approfondir ici la question d'origine, le fait domine la discussion. Le sucre a été d'abord connu en Orient et nous est venu d'Orient, puis enfin d'Amérique. Mais on ignore encore aujourd'hui, si le Nouveau-Monde a produit la canne spontanément ou si elle y a été acclimatée.

Dans tous les cas, le sucre fut bien longtemps un produit de luxe, rare et cher qu'on offrait en présent, comme une chose d'une haute valeur. De là sans doute, le fameux proverbe : Apothicaire sans sucre, pour désigner une personne qui manque d'une chose essentielle à son état.

Longtemps aussi, le sucre fut considéré comme un médicament sérieux, non pas toutefois exclusivement. Ce fut encore

---

(1) *Chronicon hyerosol.*, dans la collect. *des Mém. de l'Hist. de Fr.* ; écrite vers 1095. V. liv. V ch. 37 et liv. X ch. 35.
(2) Legrand d'Aussy : *Vie privée des Français.*
(3) V. Bonaventure des Perriers.

dès le principe, une friandise très appréciée comme aujourd'hui, des friands et des délicats. Eustache Deschamps (1), poète normand mort en 1420, disait que parmi les dépenses occasionnées par les femmes, il faut compter : « *Le sucre blanc pour les tartelettes* (2). »

Dans une ordonance du roi Jean, il est désigné sous le nom de *Cafetin*, ainsi que dans un compte du dernier Dauphin de Viennois, de l'année 1333 (3).

Nous verrons plus loin que les épiciers et les apothicaires, se disputèrent tour à tour la vente du sucre, et c'est à ce titre que je devais au moins en dire un mot.

Telles sont pour ainsi dire, les origines secondes, de la médecine et de la pharmacie modernes. Il convenait de les rechercher et de les retracer succinctement. Nous quitterons donc les Arabes d'Espagne et les Grecs de Sicile avec lesquels nous avons fait une connaissance suffisante, car il est temps de montrer maintenant leur influence en France, où nous allons retrouver la médecine en grande faveur parmi les clercs et les religieux, les seules gens pour le moment, auxquels les études sérieuses soient accessibles.

---

(1) Eustache Morel dit Deschamps.

(2) Legrand d'Aussy, loc. cit.

(3) Le sucre était un produit important de l'île de Chypre sous les Lusignan ; on l'appelait quelquefois, poudre de Chypre, *Polvere de Cypro*. — En 1176, le roi des Deux-Siciles, le normand Guillaume II, donne au monastère de Montréal, un moulin pour moudre les cannes à miel : *Molendinum unum molendas ad cannas mellis, quod sarracenicè dicitur* MASARA.

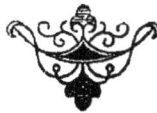

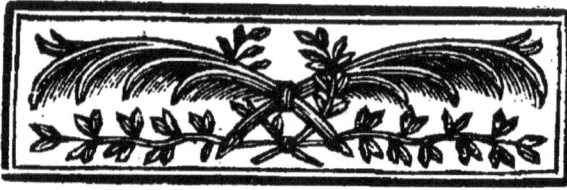

CHAPITRE IV

Pendant le XIe siècle et les deux suivants, toute la pharmacie, comme toute la médecine qu'on peut honorer de ce nom, est exercée par les clercs ou s'est abritée sous le toit des monastères. Il est facile d'en administrer la preuve par de nombreux exemples, et s'il existe quelques exceptions un peu importantes à cette règle, on peut affirmer presque à coup sûr qu'elles sont fournies par des étrangers venant d'Espagne ou de Sicile. Les pauvres mires laïques sont rares ou ne méritent pas encore le nom de médecins.

Sans négliger d'autres sources utiles, c'est dans les mémoires de l'abbé Lebœuf, que j'ai puisé les renseignements les plus importants sur ce siècle et les suivants. Je vais les analyser rapidement en me contentant d'en extraire ce qui concerne plus particulièrement l'exercice de la pharmacie.

Dès l'an 1050, apparaît dans les chroniques Radulphe, clerc, surnommé Malacorona et frère de Guillaume de Normandie. Il était très-versé dans la connaissance des médicaments et des *choses cachées*. Quelles étaient ces choses cachées ? Etait-ce déjà la chimie ou l'alchimie qui inquiétait les gens d'église, ou seulement les sciences astronomiques et astrologiques ? On ne nous

le dit pas. En 1051, à Marmoutiers, il existait un moine nommé
Tetbert, expert lui aussi dans la science des remèdes. Un religieux de Saint-Denis, nommé Baudouin, jouissait en 1054,
comme médecin, d'une grande réputation de savoir. Les chroniques nous ont laissé le nom de Gilbert Maminot, médecin de
Guillaume le Conquérant : il était en même temps son chapelain.
Il devint plus tard évêque de Lizieux ; mais son élévation à
à l'épiscopat ne put jamais le décider à abandonner la préparation des médicaments.

L'histoire de Jean Lesourd, de Chartres (1), médecin de
Henri Ier, est mêlée, suivant l'abbé Lebœuf, d'une certaine dose
de tragique. Henri Ier, selon lui, serait mort entre les bras de
son médecin, après avoir pris une potion purgative de sa composition. Cela nous rappelle assez l'effet du *purgatif foncé*
d'Hippocrate. L'abbé Lebœuf ne cite pas lequel des chroniqueurs
a rapporté ce fait, et M. Henri Martin ne paraît pas l'avoir connu,
car il laisse mourir Henri Ier d'une façon assez indifférente.

Orderic Vital, dans son *Histoire Ecclésiastique*, nous a transmis
les noms de Roger de Saint-Firmat, chanoine de Saint-Venant-
de-Tours, et de Goisbert, tous deux médecins-clercs et habitants
de Chartres, vers 1083. En 1139, mourut à Paris sous l'habit
des religieux de Saint-Victor, le médecin de Louis le Gros,
Obizon, ancien chanoine de Notre-Dame. Il est à remarquer que
le principal savoir de tous ces médecins ecclésiastiques et
presque le seul titre qui leur ait valu de passer à la postérité,
consistait surtout dans la connaissance des médicaments et dans
l'art de les préparer d'une façon plus ou moins habile. La
science était absente ; il ne restait que cet empirisme intelligent
qui naît de la pratique prolongée.

_____

(1) Jean Le Sourd paraît être le même que Jean le Sophiste, maître de Roscelin, et l'un des
fondateurs des écoles de dialectique et de scholastique.

Les religieux n'étaient pas les seuls qui s'occupassent de médecine et de pharmacie. Les religieuses de tous ordres s'en mêlaient aussi et c'était d'ailleurs pour elles comme une sorte de nécessité. Sainte Hildegarde (1) a laissé, outre ses écrits mystiques, quatre livres de traités sur les vertus des métaux, des plantes et des animaux, touchant la guérison des maladies. Cette religieuse, qui semble avoir été une femme d'un esprit supérieur, avait établi dans sa communauté ce qu'on appellerait aujourd'hui un *dispensaire*. Ses religieuses, dressées au service des malades, sortaient en temps d'épidémies et allaient porter en dehors de leur couvent, les secours médicaux dont elles disposaient. Alors aussi, Abélard recommandait aux religieuses du Paraclet l'étude de la chirurgie, et il ne faut pas douter que dans cette étude il n'ait compris la pharmacie, occupation plus convenable, moins difficile et plus à la portée de femmes intelligentes. C'était, il faut en convenir, une heureuse disposition, si l'on réfléchit à quel abandon les malheureux serfs et vilains étaient alors exposés, quand sévissait une de ces grandes épidémies, si communes et si meurtrières, dont les annales du Moyen-Age sont remplies : la peste noire, le feu Saint-Antoine ou le mal des ardents. C'est aussi de l'ensemble de ces faits, de toutes ces habitudes médicales ou charitables, que naquirent peu à peu les établissements hospitaliers, tous revêtus à leur origine du caractère religieux.

Si ce fut dans le début un bien pour la société, plus tard ce fut un mal, et ce n'est pas sans regret que ces établissements abandonnèrent la fourniture et la vente fructueuse des médicaments, quand la corporation des apothicaires se sentit assez forte pour essayer de les leur faire interdire.

Au XIIᵉ siècle, Gille ou Gilet de Corbeil, chanoine de Notre-

_____

(1) De 1100 à 1178.

Dame, chroniqueur, poète et de plus médecin de Philippe-Auguste, a écrit six mille vers, dans lesquels il a chanté, sur le mode ennuyeux (il n'y en a pas d'autre pour ces sortes de chants), les noms et les vertus des médicaments connus de son temps. L'abbé Lebœuf cite aussi quelques lettres d'un abbé Fulbert, nommé par la suite évêque de Chartres. Il donnait aux malades des médicaments qu'il préparait lui-même. Lorsqu'il fut devenu évêque, il se conforma aux prescriptions de l'Eglise romaine et se résigna à renoncer à ses occupations favorites.

Si les recherches sur tous ces médecins-apothicaires, dans les ouvrages anciens, sont quelquefois arides, elles offrent parfois aussi quelques petites compensations. La gaieté gauloise est bien vieille ! ils étaient déjà tournés en ridicule, et Molière n'a pas inventé les plaisanteries et les brocards dont ils ont été de tout temps l'objet. On trouve dès lors des critiques très-vives et des moqueries assez piquantes, de toutes leurs pratiques charlatanesques ou superstitieuses. Jean de Salisbury (1) divise les médecins en trois catégories principales : les premiers sont ceux qui parlent beaucoup de la maladie, les seconds ceux qui dissertent longuement de la maladie, pour en tirer des conséquences utiles à la santé future du malade, et enfin les vrais praticiens ; ceux-ci, dit Jean de Salisbury, « sont savants par le moyen de l'anatomie. » Il ajoute autre part que les jeunes docteurs *à leur retour de Salerne ou de Montpellier (2) font les Hippocrate et les Galien,* ayant pour axiome médical : « *Accipe dum dolet.* » D'autres chroniqueurs ne sont pas plus tendres : Arnoul de Lizieux rit de tous leurs remèdes ; Etienne de Tournay se moque de leurs prétentions à vouloir lire les maladies

---

(1) Jean Petit, mort en 1180, évêque de Chartres ; il était élève d'Abélard.

(2) L'Ecole de Montpellier ne fut véritablement constituée en faculté qu'en 1289, mais elle existait en fait depuis un certain temps.

dans les urines (1), et Pierre de Blois, brochant sur le tout, remarque assez méchamment qu'ils ne sont jamais du même avis, dès qu'ils sont plusieurs ensemble devant le même malade. Que ces méchantes gens seraient d'une autre opinion s'ils connaissaient les médecins et les apothicaires d'aujourd'hui !

Quantum mutatus ab illo ! !

Il n'y a donc pas d'erreur possible : pendant longtemps, tout ce qui tient un peu sérieusement à la médecine était attaché à l'Eglise ou sortait des couvents ; et il en devait être ainsi, puisque c'était le refuge obligé de toute la science, de toute la littérature, de toute l'intelligence sociale et l'on pourrait ajouter, de toute liberté.

Mais à la faveur de ces pratiques médicales, il dut aussi se produire bien des écarts dans l'observation fidèle des règles monastiques, sous le prétexte d'aller au dehors exercer le charitable ministère. Cela résulte des résolutions de plusieurs conciles provinciaux. Ils durent maintes fois s'occuper de ces abus et essayer d'en réprimer la propagation par les armes spirituelles. Le concile de Reims, en 1131, défendit aux religieux d'exercer la médecine, afin de ne pas paraître *avides de gain*, et de fuir les occasions d'offenser la pudeur. On remarquera plus loin cette dernière objection, exprimée formellement dans le serment des apothicaires. Un concile de 1139, un autre de Montpellier, en 1162, et un troisième enfin, tenu à Tours en 1163, renouvelèrent dans leurs décrets, les mêmes défenses contre tous les religieux ayant fait profession (2).

---

(1) Les médecins des urines étaient des charlatans qui prétendaient connaître les maladies, sans voir le malade, par la simple inspection des urines. Ils ont existé au moins jusqu'au XVII⁰ siècle.

(2) Les dominicains, en 1243, s'étaient interdit la médecine et la physique ; en 1287, ils s'interdirent la chimie ; Boniface VIII, anathématisa même les dissections anatomiques. (H. Martin, T, IV.)

Outre ces défenses, la règle des Chartreux interdisait, même aux religieux de cet ordre, d'user ⬛ médicaments. Ils pouvaient, en fait de médication, être saignés ou avoir des cautères suivant le besoin. D'autres ordres avaient des prescriptions semblables dans leur règle et saint Bernard, sans être aussi sévère, recommandait expressément à ses disciples de Clairvaux, de n'user des remèdes qu'avec une extrême réserve. Par contre, ces grandes abbayes de Cluny et Clairvaux comptaient parmi leurs dignitaires des *Infirmiers des pauvres* et la règle leur imposait le devoir de parcourir une fois par semaine, le territoire de l'abbaye pour y visiter les malades. Tout près de nous enfin, les moines du prieuré du Coudray (Seine-et-Oise), bien que moins connus que leurs confrères de Clairvaux et de Cluny, devaient une grande partie de leur réputation, aux nombreuses guérisons qu'ils obtenaient par l'application de leurs connaissances médicales (1).

Toutes les défenses, tous les règlements vinrent se briser devant l'attrait irrésistible offert par la médecine, aux moines et aux ecclésiastiques de toutes sortes. Était-ce amour du fruit défendu, plaisir de chercher l'inconnu, ou désir inavoué de retrouver un semblant de liberté? Peut-être y avait-il un peu de tout cela. Voici venir l'instant où la Faculté sera fondée; elle sera composée exclusivement de ces médecins-clercs. Et cela durera bien longtemps après, car au XVe siècle, nous en verrons à leur honte, figurer plusieurs dans le procès de Jeanne d'Arc.

Avant de passer outre, il faut s'arrêter un moment et montrer déjà combien il règne de confusion dans les écrivains de ce temps, sur le sens même du mot *médecin*, qui semblerait pourtant n'en avoir qu'un. Il n'en est rien.

---

(1) E. Réaux : Chronique de saint Léonard. La plupart des couvents ont dû la faveur dont ils jouirent à ces bienfaisantes pratiques.

Dans les vers d'Alcuin, rapportés plus haut, le savant ami de Charlemagne englobe dans le même mot *médicus*, le médecin, le chirurgien et le pharmacien ; il n'y a pas en effet, d'équivoque possible sur le sens et la valeur de ces expressions : *Hic findit venas, Hic herbas miscet, ille coquit pultes.* Le même mot désigne donc des attributions bien différentes et comporte plusieurs significations auxquelles le traducteur ne s'arrête même pas ; l'interprétateur n'a pas le droit d'en faire aussi bon marché. Voici maintenant un autre exemple : tout le monde sait que dans le vieux langage français, les médecins sont indifféremment appelés, tantôt du nom de *mires*, mot et qualité qui sont même l'origine du nom de la famille des *Miron*, et tantôt de celui de *fisiciens, phisiciens* ou *physiciens*. Ces deux mots paraissent donc absolument synonymes. Eh bien ! le Continuateur de Nangis, le carme Jean de Venette, se sert de l'expression suivante, qui semble prouver tout le contraire : « Le mal que les *mires* et *fisiciens* nommaient épidémies, » dit-il en parlant de la peste de 1348. Dans son esprit, chacun de ces deux mots avait donc une signification particulière ; mais laquelle ? Il ne nous l'a pas dit et on ne pourrait connaître la nuance, qu'en faisant de nombreuses lectures de textes anciens. Je risquerai pourtant une explication ; je ne la crois pas plus mauvaise qu'une autre, mais avant, je dois faire remarquer que le mot se trouve dans la chronique française, car la véritable chronique du Continuateur de Nangis est écrite en latin et s'exprime ainsi : « *Et hœc infir-* « *mitas seu pestilentia à medicis epidemia vocabatur.* » Les physiciens devaient être plus spécialement les médecins lettrés, appartenant à l'Université, où ils occupaient la classe de *physique*. Par physique, il faut entendre le mot avec son acception grecque : *nature, les choses naturelles*, l'histoire naturelle à laquelle appartient la médecine. C'est ce qu'exprime très-bien le vilain dans le fabliau du *Vilain Mire* (1) :

> Si m'aït diex, je vous di bien
> De fisique ne sais-je rien,
> Onques de fisique ne soi.

Le Mire était plutôt le médecin laïque, expert peut-être, mais non lettré, celui qui ne pouvait être encore *magister in artibus*. Je crois en avoir la preuve.

Dans l'ordonnance du mois de mars 1299 concernant les faiseurs d'aumonières, se trouve nommée une « Jehannète, fille mestre Jehan le Mire ». Cela indique que le mire était marié, tandis que le physicien de l'Université ne l'était pas. Le livre de la taille de 1313, contient les noms de Mestre Geffroy le mire, taxé à 12 s. et Ameline la miresse à 8 s. Le mire ne tenait donc ni à l'Eglise, ni à l'Université, puisqu'il y avait des miresses, et puisqu'il était soumis á la taille (2). L'Université ancienne, n'a en effet jamais admis de femmes dans son sein, et si l'Eglise fournissait sa part des charges de l'Etat, c'était toujours à titre de don gracieux et jamais comme impôt ouvertement consenti (3).

Nous retomberons dans la même confusion regrettable quand plus tard, les mots *Epiciers, Aromataires, Apothicaires*, seront introduits dans notre langue. Il sera aussi difficile alors, de voir la véritable démarcation entre ces deux professions analogues ou rivales, jusqu'au jour où, étant enfin séparées par l'ordonnance royale de 1434, par celle de 1514 et surtout divisées par des intérêts diamétralement opposés, elles iront les soutenir devant les parlements ou les juridictions particulières de tout le

---

(1) Du XIII° siècle. V. les fabliaux de Legrand d'Aussy.

(2) V. le *Livre des métiers*.

(3) On trouve encore le mot *mège*, pour désigner un médecin. Il semble appartenir aux patois du Midi.

royaume. D'ici là, ces appellations de médecins, apothicaires, épiciers, reviendront souvent sous ma plume, sans qu'il soit possible de dire d'une façon satisfaisante, s'il s'agit plutôt d'une profession que de l'autre. La langue moderne n'est encore qu'en voie de formation et la société est comme à l'état de chrysalide ; les mots, les idées et les choses sont trop loin des formes nettes et déterminées qui leur seront un jour assignées.

Nous atteignons le XIIIe siècle, et les ténèbres dans lesquelles nous avons pénétré jusqu'ici, sont à peines moins épaisses. Il n'existe nulle part, un texte un peu étendu qu'on puisse consulter avec fruit, pour connaître la position dès lors acquise par la médecine et la pharmacie. Il faut se contenter des travaux des érudits, des mémoires spéciaux et de quelques détails semés çà et là dans les écrits des historiens. L'abbé Lebœuf et la Collection de Leber continueront à être nos guides les plus sûrs, dans cette route à peine éclairée. Ils nous montreront les clercs, exerçant toujours la médecine et la pharmacie (1).

Les renseignements nous arrivent un peu plus nombreux. Voici un abbé de Sainte-Géneviève qualifié du titre de *médecin*, *expert en la médecine*, puis un *Odo medicus*, mort en 1270, sous saint Louis. Mais cela n'est rien devant ces considérations générales, que je trouve bien plus remarquables, et que je transcris en entier : « On peut juger, dit l'abbé Lebœuf, par ce que « j'ai dit plus haut, qu'on ignorait alors, dans les communautés, « ces pharmacies ou apothicaireries qui font aujourd'hui l'admira- « tion des curieux. (On verra plus loin, quand je parlerai des « pharmacies italiennes de la Renaissance, ce qu'entend ici « l'abbé Lebœuf). Je rapporterai cependant deux exemples de « pharmacies naissantes et qui prouveront que les pays étrangers,

---

(1) Li offices dou fusicien est à faire *œvres et médicine*, apenséement por saner et sa fins est saner *par ses médicinés* ét briement. (Brunetto Latini, *Li livre dou Trésor*). Cela prouve que les médecins préparaient leurs médecines. (1230-1294).

« fournissaient ce qui manquait à la France. Le premier est
« celui de Bertrand de Saint-Côme, abbé de Saint-Gille, qui
« envoya à Louis VII, des drogues venues du Levant, pour lui
« marquer son respectueux attachement. Le second est celui
« d'Etienne de Tournay, abbé de Sainte-Géneviève, qui fit par-
« venir à l'évêque de Lunden en Danemarck, une fiole remplie
« de Thériaque d'une grande vertu, qu'un suffragant du patriarche
« d'Antioche lui avait envoyée. Il paraît que Louis VII était
« curieux de recevoir des médicaments de la main des étrangers.
« Jacques, cardinal-diacre, lui envoya des *sucreries* qu'il lui
« avait demandées, *contre les chaleurs* du foie, savoir *des tablettes*
« *de roses vieilles* et d'autres *de violettes* ». Quelques lignes plus
bas, l'abbé Lebœuf ajoute : « Il paraît aussi par l'endroit de
« Sarisbery (Jean de Salisbury) ci-dessus rapporté, que l'on
« connaissait alors une espèce de médecins qui étaient assez
« semblables à ce que nous appelons chirurgiens, ou qui étaient en
« partie comme les apothicaires. Un célèbre médecin d'Auxerre
« appelé maître Abbo, chanoine fort considéré par l'évêque Alain
« ami de Saint-Bernard, marque parmi les legs de son testament
« de l'an 1191, non-seulement des livres de médecine, mais
« encore *des vases, des pots et même un mortier d'airain : mor-*
« *tarium æreum et quæcumque ad usum medicinæ pertinent.*
« Cela donne à penser qu'il joignait la pratique à la théorie et
« que parmi les médecins, quelques-uns ne se contentaient pas
« d'ordonner, mais qu'ils composaient même les remèdes.
« Gauthier de Metz en son *Image du monde*, composée en 1245,
« les avait en vue, lorsque parlant des arts libéraux, il en exclut
« formellement la médecine, à laquelle il donne le nom de
« *Physique*, selon l'usage de ce temps-là. Ces sortes de médecins,
« apothicaires et chirurgiens tout ensemble, devinrent fort
« communs sous Philippe-le-Bel, auquel temps, il fallut que

« l'Université de Paris et les conciles provinciaux, arrêtassent
« leurs imprudences » (1).

Ce n'est pas sans raison, que j'ai rapporté toutes ces citations
des mémoires de l'abbé Lebœuf, bien que cette dernière puisse
paraître peut-être un peu longue. Je les trouve pleines d'intérêt
et corroborant pleinement tout ce que j'ai plusieurs fois avancé.
Il est donc prouvé jusqu'à l'évidence que, pendant les XIIᵉ et
XIIIᵉ siècles et peut-être bien plus tard encore, la vraie pharmacie, comme la vraie médecine, furent exercées par les mêmes
hommes et presque toujours par des religieux, sinon par des
étrangers. Ce maître Abbo, entr'autres, est un médecin très considéré ; mais c'est aussi un chanoine et de plus, c'est un véritable
apothicaire, car il possède tous les instruments nécessaires à
l'exercice de cet art. Et ces instruments comme les livres, sont
alors choses assez précieuses pour qu'il en fasse l'objet d'un legs
testamentaire. Nous apprenons enfin que sous Louis VII, les
tablettes de Roses et de Violettes ne se confectionnaient pas en
France. Le beau temps de la confiserie n'était pas encore venu.

Ainsi la médecine et la pharmacie ne sont pas encore séparées
et elles sont surtout exercées par des religieux.

C'est à cette origine, c'est à cette tendance des clercs à étudier
et pratiquer ces deux arts que la Faculté de Médecine de Paris,
fondée seulement au XIVᵉ siècle, doit le caractère purement
ecclésiastique qu'elle revêtit lors de son organisation et qu'elle
garda si longtemps. L'Université existait déjà et jouissait de nombreux privilèges ; les médecins-clercs y obtinrent une petite
place et y formèrent sous le titre de *Physiciens*, une classe à

---

(1) Enfin, comble d'honneur, on peut citer les noms de quelques papes qui ont exercé la médecine et la pharmacie. Gerbert (Sylvestre II, 930-1003) fut accusé de magie à cause de ses
connaissances prodigieuses. Benoit XIII anti-pape, était peut-être médecin. Jean XXII, le prêtre
Jean, mort en 1334, l'était certainement. Il a laissé un *Thesaurus Pauperum,* qui est un pharmacopée usuelle, et de plus un ouvrage d'Alchimie et un autre sur les maladies des yeux.

part qui devint cette célèbre Faculté de Médecine qui devait bientôt éclipser ses aînées, l'école de Salerne et celle de Montpellier.

Mais les médecins n'y furent reçus qu'à la condition expresse de garder leur caractère ecclésiastique et surtout le célibat, qui en était le signe social. Ce ne fut qu'en 1452, lors de la réforme de la Faculté par le cardinal d'Estouteville, que le célibat fut définitivement aboli pour les membres de la « *Facultas in Physicâ* comme chose impie et déraisonnable ». Avant cette réunion, la médecine était indépendante : elle n'était comprise ni dans le *Trivium*, ni dans le *Quadrivium*, divisions scholastiques des *Sept ars libéraux* de l'ancienne Université. C'est donc par erreur que M. le docteur Sabatier (1) a avancé qu'elle faisait partie du quadrivium et qu'elle était enseignée dans les écoles palatines de Charlemagne. Alcuin qui fait autorité dans l'espèce, dans son traité des *Sept arts libéraux*, plaçait dans le *Trivium*, la Grammaire, la Rhétorique et la Dialectique ; le *Quadrivium* compie nait l'Arithmétique, la Musique, la Géométrie et l'Astronomie. Il n'est nulle part question de médecine. Bien plus Jacopo Passavanti (2) au XIIIe siècle, ne reconnaissait encore, comme sciences humaines que les sept arts libéraux et volontiers il eut fait de la médecine et de la pharmacie une science diabolique, que l'homme peut acquérir par l'étude. Si plus tard, la médecine obtint la faveur d'entrer dans l'Université, elle le dût certainement au nombre et à l'influence des membres du clergé, dont elle était la principale étude.

Tout en pratiquant la médecine, les maîtres ès-arts ne perdaient aucune de leurs prérogatives ; j'en vais montrer par

---

(1) *Recherches historiques sur la Faculté de Médecine. 1837.* Bien d'autres auteurs ont commis la même erreur.

(2) *Specchio della vera penitenza.*

anticipation un triste et peu patriotique exemple. Dans le procès
de Jeanne d'Arc, dirigé à Rouen par l'évêque de Beauvais, Pierre
Cauchon, ainsi que dans le procès de réhabilitation instruit en
1452, figurèrent comme assesseurs pendant les interrogatoires,
deux docteurs de la Faculté : l'un, Jean Tiphaine, prêtre et l'autre
Guillaume de Lachambre, tous deux *in artibus magistri et in
medicinâ*. Tous deux la déclarèrent coupable d'hérésie, tous
deux la déclarèrent relapse et tous deux la visitèrent comme
médecins et la soignèrent pendant l'indisposition qu'elle éprouva,
après avoir mangé d'une carpe que lui avait envoyée Pierre
Cauchon. Ils assistèrent à son supplice et lors du procès de
réhabilitation, ils déclarèrent que leur accusation leur fut arra-
chée, par la contrainte et la violence. On sait d'ailleurs, que
l'Université de Paris, joua un rôle odieux dans tout le cours de
ce procès (1).

Mais pour faire partie de l'Université dans une Faculté nouvelle, les clercs dûrent absolument cesser de faire œuvre de leurs
mains, sous peine de ne plus être compris parmi les maîtres
ès-ars. Ç'avait été jusque là l'obstacle sérieux à leur admission :
Gauthier de Metz l'avait dit dans son *Image du Monde* et Estienne
Pasquier, dans ses *Recherches sur la France* n'a pas manqué
d'en faire la remarque : « Cela fust cause qu'en ce nouveau
« mesnage, les médecins pour la nécessité de leur charge, ayant
« trouvé une place entre les quatre Facultez, on estima qu'il
« fallait la recognoistre en sa pure naïfveté et lui oster la manu-
« facture du razouër, pilon et mortier et dès lors furent formez
« ces trois estats distincts, du médecin, chirurgien et apothi-
« caire » (2).

---

(1) V. Quicherat : *Pièces du procès de Jeanne d'Arc.* T. III, p. 48 et pass.

(2) Paracelse disait dans ses *Impostures des Médecins* : « Parlez-moi des médecins spagi-
ristes (chimistes), ceux-là ne sont pas des paresseux comme les autres.... ils n'ont aux mains
ni bagues d'or, ni gants blancs ».

Longtemps après, Fioravanti, dans ses *Caprices de Médecine,* déclarait hautement que « la troisième et plus grande perfection « qui surpasse les autres, pour le médecin, est de savoir prépa- « rer et faire de sa propre main, toutes les sortes de remèdes « nécessaires à la santé ». Il cite à ce propos, plusieurs médecins distingués, qui se faisaient un devoir de préparer et d'expérimen- ter tous leurs remèdes ; en même temps il se moque de ceux qui craignent de se gâter et barbouiller les mains.

La séparation *théorique* de la médecine et de la pharmacie, date donc absolument du jour où la médecine, obtint ses lettres de naturalisation et son entrée dans l'Université. Jusque là le pharmacien n'existe pas ; et dans les faits, on va le voir, cette séparation ne se fit que peu à peu et avec beaucoup de peine.

Nous retrouverons maintes fois dans le cours de cette étude, les médecins en flagrant délit d'exercice de la pharmacie.

Ce n'est qu'à la fin du XIIIᵉ siècle qu'on rencontre enfin les Apothicaires, leur nom au moins, dans le *Livre des Métiers,* d'Etienne Boileau, et comme a dit Symphorien Champier, dans son *Mirouel des Apothicaires,* ils furent longtemps confondus sans distinction marquée, avec les Aromataires ou Epiciers. Il en sera d'ailleurs parlé un peu plus loin.

L'Aromataire, l'Epicier ou même la Pharmacopole, comme on disait quelquefois, n'était pas encore le véritable apothicaire, le préparateur de médicaments. C'était surtout un marchand d'épices, de drogues, de confiseries et de ces nombreuses com- positions galéniques si fort en usage, dont l'Orient et l'Italie gardèrent longtemps le monopole ; l'épicier se contentait modes- tement de vendre ces produits en détail, même aux médecins.

Considérés ainsi, l'épicier ou l'apothicaire ne sont plus que de vulgaires marchands. Avant de nous occuper d'eux, il convient de jeter un coup d'œil d'ensemble sur les matières qui font l'objet de leur commerce, et de voir dans quelles conditions s'en effectuait le trafic.

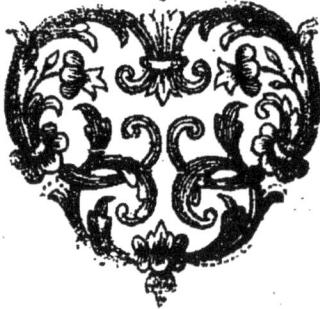

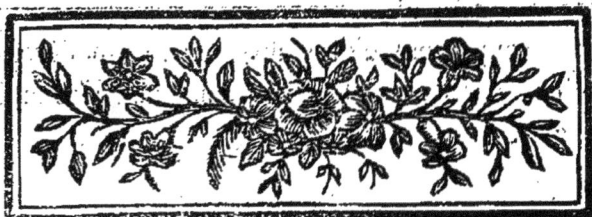

CHAPITRE V

Chez toutes les nations d'Occident, avant et même bien longtemps après la fondation des plus anciennes Facultés, les médicaments, ou plutôt les drogues, qui n'étaient pas donnés, distribués ou vendus directement pour les moines, par les médecins jaloux encore d'exercer consciencieusement leur art, étaient apportés et colportés le plus souvent, par des marchands forains, par des courtiers de commerce nomades, par des juifs et des aventuriers de toute espèce. C'était une liberté qui dégénéra dès le principe en licence. Aussitôt que le pouvoir monarchique se sentit un peu plus affermi, plus sûr de lui-même, il se hâta d'y mettre un frein, par certaines réglementations qui n'atteignirent presque jamais leur but. Les médecins, appartenant à l'ordre religieux furent, conformément à l'esprit de toutes les institutions de cette époque, chargés de surveiller et de gouverner ces pharmacopoles de création nouvelle, ainsi que toutes les marchandises mises en œuvre par eux. Ce furent, comme je viens de le dire, tous ces marchands divers qui, placés sous le patronage immédiat des membres de la Faculté, devinrent le

noyau de la future corporation des Epiciers-Apothicaires ; ce
fut l'origine de la souveraineté tyrannique que ceux-ci subirent
jusque sous Louis XVI ; et voilà pourquoi jusqu'au XVIIIe siècle,
ils prêtèrent le fameux serment déjà en usage au XIIe (1).

Examinons leurs marchandises et voyons par quelles voies
elles leur viennent.

J'ai déjà dit comment diverses drogues d'Orient (2) furent
apportées accidentellement en France, à plusieurs reprises,
tantôt par les ambassadeurs de la cour de Bagdad envoyés vers
Charlemagne, tantôt par des pèlerins ou d'autres personnes
revenant des croisades. Nous allons voir maintenant, comment
certaines substances, passèrent peu à peu dans la matière médicale de l'Occident et comment les arrivages s'en régula-
risèrent.

Dès le XIIe siècle, la rhubarbe (reubarbe) se trouve déjà inscrite sur les registres des douanes du port de Saint-Jean d'Acre,
avec un grand nombre de produits de l'Asie. Les règlements
commerciaux de la vieille cité flamande de Bruges, en font aussi
mention un peu plus tard, sous le nom de *rabarbara*. C'était
une importation italienne, venant sans aucun doute par la voie
de Venise (3), qui fut pendant longtemps la grande pourvoyeuse
des droguistes de l'Europe.

La sérénissime République, fondée dans le Ve siècle, tirant
un immense parti de sa situation singulière, avait grandi en
développant un commerce dont elle s'était fait une spécialité.
Elle avait depuis longtemps accaparé tout le négoce des produits du Levant, et tout son esprit mercantile, toute sa finesse
et toute sa diplomatie tendaient à le conserver. Souvent même,

(1) V. Encyclopédie méthodique.
(2) En celui païs (l'Arabie) croist encens, et le mastique et la canèle. (Li Livres dou Trésors
de Brunetto Latini.)
(3) V. Legrand d'Aussy : L. cit.

sacrifiant l'intérêt général des puissances chrétiennes à son intérêt particulier, elle avait par égoïsme pactisé avec l'ennemi
d'alors, le sarrazin.

Les drogues et les préparations pharmaceutiques étaient devenues, pour sa marine et ses nationaux des Lagunes ou de
Terre-ferme, l'objet d'un trafic considérable. Elle fut longtemps
seule en possession d'approvisionner, non-seulement les Levan-
tins et l'Italie, mais aussi la plus grande partie de l'Europe. Elle
leur fournissait surtout, outre la thériaque, cette belle térébenthine, qui garde encore dans l'usage le nom de *térébenthine de
Venise*; elle avait seule alors le secret de la préparation du borax,
qu'elle tirait de la Chine et de l'Egypte (1).

Ses relations avec cette dernière contrée étaient très-suivies ;
elle eut toujours des rapports directs avec les soudans, et négocia
toujours avec eux quelque traité de commerce, dans le but
unique de se faire attribuer l'exportation exclusive des produits
du pays. Vers le milieu du XVe siècle, la République obtint du
souverain régnant Mélech-Elmaydi, un nouveau traité avanta-
geux, dans lequel le prix du poivre fut fixé, après de nombreux
pourparlers, à 85 sarrazins le cabas. C'était un résultat très-important pour les vénitiens, car au Moyen-Age, le poivre était une
denrée en très-grande estime. Un grand seigneur féodal mon-
trait alors sa réserve de poivre à ses hôtes, comme aujourd'hui
on se fait honneur d'une collection de tableaux, de faïences ou
d'objets d'art (2). A la suite de la signature du traité, le soudan
offrit en présent à ses alliés, entre autres choses : trois rouleaux
de bois d'aloès, trente rouleaux de benjoin, une fiole de baume
(de la Mecque, sans doute), quinze boîtes de thériaque et qua-
rante-deux pains de sucre (3).

(1) Daru : *Hist. de Venise.*
(2) Legrand d'Aussy : *L. cit.* Le poivre est appelé *Piperce* dans l'*Ystoire li Normants.*
(3) Marino Sanuto : *Vite de Duchi*, ap. Daru.

Il convient de dire que la Thériaque égyptienne, *Touryaq-el-Kebir*, diffère à peine de la nôtre. Elle se préparait publiquement au Caire dès la plus haute antiquité. Maimonide, dans son traité des *Poisons*, constate déjà, vers 1492, combien était grande la difficulté de se procurer au Caire, les substances nécessaires à sa bonne confection : « Notre illustre maître a ordonné aux mé-« decins du Caire de préparer la grande Thériaque et la confec-« tion du Mithridate, deux préparations difficiles à faire dans « cette ville, parce que de toutes les substances qu'exige la « grande Thériaque, on n'y trouve que le pavot (l'opium). On fit « donc venir par ses ordres, des parties éloignées de l'Orient et « de l'Occident, les drogues médicinales et les deux préparations « furent faites au grand complet (1). » Il est très-probable que c'est de l'Egypte que Venise prit la coutume, de préparer la Thériaque en grande pompe pendant la foire, comme on fit plus tard à Gênes, à Lisbonne, à Francfort, puis enfin au Collège de Pharmacie de Paris.

Avec de tels moyens commerciaux, Venise amassait sans peine, toutes les drogues sur son marché et dans ses immenses entre-pôts ; puis une flotte partait tous les ans de l'Arsenal et allait porter au loin tous ces produits recherchés. Cette flotte faisait escale en Afrique, en Espagne, en France, dans les Pays-Bas et en Angleterre. Chaque vaisseau, monté par deux cents hommes, était chargé d'épiceries, de drogues, d'aromates ; c'étaient le sucre, le camphre, la cannelle, le gérofle, les raisins de Corinthe, le borax, le cinabre, le minium, la crême de tartre, etc. Ce genre d'expéditions avait pris naissance dès le XIIe siècle (2). En

---

(1) Maimonide : *Traité des Poisons ;* trad. de M. Rabinowicz.

(2) Marino Sanuto : *Hist. du Comm. de Venise ;* ap. Daru. Ce Marino Sanuto avait proposé à Jean XXII, de faire la conquête de l'Egypte non par la force ni par les croisades, mais par un blocus rigoureux qui eût ruiné le commerce du Levant. C'était l'idée que Napoléon mit en pratique contre l'Angleterre.

agissant ainsi, la rusée République atteignait un triple but : elle emplissait ses coffres, elle exerçait ses soldats et ses marins et enfin elle s'assurait une suprématie qui lui permit souvent de faire la loi à toutes les nations de l'Europe. Cela dura jusqu'au jour où, par suite de dissentions intestines ou de ligues générales contre sa puissance, elle se laissa distancer par Gênes, par l'Espagne, par la Hollande, mais surtout par l'Angleterre. Cela dura aussi jusqu'à la découverte du Nouveau-Monde. Venise n'étant plus alors en état de procurer les nouveaux produits introduits dans la thérapeutique, on prit l'habitude de les demander à d'autres marchés que le sien. A ce moment, Venise n'était plus déjà que l'ombre d'elle-même ; elle n'avait gardé de ses institutions que les plus mauvaises. Au XVIIᵉ siècle, cette suprématie était entièrement évanouie et il ne lui restait plus comme dernier prestige pharmaceutique, que la préparation solennelle de la Thériaque. Bientôt on allait en faire dans toutes les boutiques du monde.

Fioravanti citait encore, comme très-recommandables de son temps, deux apothicaireries de Venise ; l'une, la boutique de l'*Ours*, « très-noble et très-ancienne, en la place Sainte-Marie-« la-Belle ; l'autre, est en la boutique du *Fœnix*, en la place « Saint-Luc, lesquelles sont bien fournies de telles compositions « (les siennes), desquelles ils vendent abondamment pour trans-« porter en diverses régions (1). »

Gênes obtint le droit de commercer dans le Levant, d'une façon bizarre et tragique. Un génois, Domenico Lercaro, dit *Megollo*, se le fit donner comme compensation d'une injure grave qu'il avait reçue d'un page de l'empereur, et dont il s'était d'abord cruellement vengé, en piratant et en massacrant tous les sujets turcs qui lui tombaient entre les mains.

(1) *Caprices de médecine* : Trad. par Rocard, apot. de Troyes, 1586.

La France, on le voit, tirait toutes ses drogues de l'extérieur. Pourtant il en était quelques-unes qu'elle commençait à cultiver. Le Safran et le Pastel étaient de ce nombre et elle en fournissait les nations voisines en 1574. Ce fait est énoncé dans une pièce dès *Archives curieuses*, ayant pour titre : *Discours sur les causes de l'extrême cherté* (1).

Ainsi donc, en général, aucun trafic régulier n'est organisé. Tout est laissé au hasard. On trouve seulement une espèce de colportage qui encouragea et propagea pendant longtemps en France, l'existence des charlatans, des vendeurs de médicaments et de ces *Triacleurs* ou *Triachiers*, dont le nom devint plus tard une injure banale pour les apothicaires. Aucun arrivage certain qui permît de renouveler les substances et de s'en approvisionner à volonté. Ce fut là encore l'origine de l'usage malheureux des *qui pro quo* ou *quid pro quo*, c'est-à-dire des substitutions autorisées, plus ou moins réglementées, plus ou moins permises et fidèles. D'où le nom de *quiproquoqueurs*, donné assez maladroitement par Guy Patin à ses *chers ennemis*.

Quant au régime financier de ce commerce, nous n'avons sur lui que des renseignements incertains. Les documents les plus utiles à consulter pour bien établir la réglementation du commerce ancien de la droguerie, seraient bien certainement les *Anciennes lois françaises* d'Isambert ; malheureusement, c'est une collection considérable, difficile à trouver dans une petite ville. Les ordonnances des rois de France, concernant l'industrie, le commerce, les transactions intérieures, ainsi que les relations avec les nations voisines, sont assurément remplies de détails qui séraient pleins d'intérêts pour nous. Ainsi, par exemple, celle de 1572, spécifie que les épiceries et drogueries entreront en France par Marseille, Rouen, Bordeaux et La Rochelle.

(1) Coll. de MM. Cimber et Danjou, T. XIX.

Nous avons tous manifesté un certain étonnement, lorsqu'à la suite de la malheureuse guerre de 1870, le gouvernement se trouva dans l'obligation, pour subvenir aux frais de la guerre, de frapper d'un impôt considérable, les substances médicamenteuses comme les autres matières premières. Ce n'était cependant pas chose nouvelle, et nous avons mille preuves des ressources fiscales qu'elles offrirent à nos gouvernants, à différentes époques difficiles de la monarchie. Il faut savoir, d'abord, que les droits sur les entrées dans le royaume, des Épiceries, Drogueries et Grosses denrées (Grosseries) étaient une des *cinq grosses fermes*, si célèbres dans notre ancienne histoire financière. Les marchands de Paris, Apothicaires, Épiciers et Droguistes, adressaient à Mazarin, en 1659, des remontrances sur les droits énormes dont leurs marchandises étaient grevées. Plus tard, la droguerie eut à supporter de nouveaux droits plus considérables, quand Louis XIV crut devoir déclarer la guerre à la Hollande, en 1671. Le *Dictionnaire du commerce*, de Savary, est rempli de renseignements sur le prix même des drogues et sur les différents droits qu'elles acquittèrent, soit d'après le tarif de 1664, dressé par Colbert, soit d'après celui de 1685, prohibitif et dirigé contre la Hollande, alors maîtresse absolue de ce commerce. Je citerai seulement les quelques exemples suivants :

Les mortiers de marbre payaient un droit de 2 s. à la douane de Lyon, une autre des cinq grosses fermes ; le quinquina y payait aussi, et là seulement, un droit de 3 s. par livre.

Le tarif était dressé sur une estimation de 5 % de la valeur, en 1664 ; mais celui de 1685, y ajouta un droit de 20 % en sus. L'estimation en était faite à l'amiable entre les marchands et les fermiers.

La corne de licorne (narval) payait 50 s. par livre.

Le macis, la muscade 3 liv., le sangdragon 20 % de sa valeur, la mandragore 50 s., et la maniguette 4 liv. pour cent livres.

La manne payait 14 liv. %, avant 1664 et 20 %, en plus après 1685, les yeux d'écrevisses 7 liv. 10 s. par cent.

Le safran, d'après le tarif de 1685, payait 23 liv. 6 s. 8 d. d'anciens droits, plus 8 liv. de réappréciation par quintal, et encore 14 s. 8 d. par livre de droits nouveaux.

Tout cela était le résultat de la coalition de l'Europe, contre l'ambition de Louis XIV.

Je ne pousserai pas plus loin, l'examen de ces anciens impôts : ce sont les tristes nécessités des accidents de la politique dans tous les temps.

Si le commerce des drogues était difficile et peu assuré en France, l'Italie méridionale était mieux partagée sous ce rapport. Aussi cette circonstance, jointe au rapide développement des études en Sicile et à Naples, y fut-elle la cause de l'organisation plus précoce de la Pharmacie.

A Naples qui nous servit de modèle, pour les ordonnances de Charles VIII sur l'organisation pharmaceutique, dès le temps de l'empereur Frédéric II Barberousse, tout apothicaire ou droguiste ne pouvait ouvrir une boutique qu'il n'eût passé des examens pratiques, devant une commission de médecins. Les préparations importantes, telles que les Electuaires, les Antidotes, les Sirops étaient confectionnés en présence d'Apothicaires-jurés, de médecins ou de personnes considérables. L'Apothicaire était autorisé à prélever un bénéfice d'environ 5 francs (3 tarennis) par once, sur le prix des substances qui se vendaient dans l'année. Sur celles conservées plus longtemps, il pouvait en doubler le prix (1). En cas de contravention à ces dispositions, les biens de l'apothicaire étaient confisqués et l'on prononçait la *peine de mort* contre les inspecteurs-jurés, ses complices

---

(1) Une ordonnance, du roi Jean le Bon, essaya de régler les bénéfices des marchands merciers. V. Leber, du *Pouvoir Municipal en France.*

(1215-1250). Le moyen-âge, comme on voit, n'y allait pas par quatre chemins (1).

L'origine de cette réglementation napolitaine, paraît être venue d'Espagne, suivant l'*Historia Critico-Litteraria de la Farmacia*, de M. C. Mallaina. La visite des boutiques y était trés-anciennement pratiquée, et confiée, du temps des romains mêmes, à un officier spécial nommé le *Proto-Medicus*. Les arabes y faisaient veiller à la préparation et à la conservation des médicaments, et avaient les premiers, pensé à en faire tarifer les prix. Ainsi la Sicile semblait leur avoir emprunté ces institutions, et les apothicaires, suivant leur spécialité, y portaient les noms de *Stationnaires* et de *Confectionnaires*, selon qu'ils vendaient des médicaments, ou exécutaient les ordonnances des médecins.

C'est de cette époque à peu près, que date l'usage de donner, en France, des épices aux juges, indice certain du prix qu'on y attachait alors ; usage funeste d'ailleurs, qui perpétua la vénalité des charges de la magistrature, avec tous les abus qui en sont la conséquence. Lorsque ces denrées devinrent plus communes on leur substitua la valeur en argent. Saint Louis avait défendu à ses officiers de justice, d'en recevoir pour plus de dix sols par semaines, c'est-à-dire environ pour cinquante francs (2). Ceci me suggère une remarque philologique, assez plaisante : c'est que le mot *épice*, qui vient de *species* est retourné à son sens originel, mais avec une acception toute contraire ; au lieu d'être payés en épices, c'est-à-dire, en espèces, en nature, les juges furent désormais payés en argent, d'où nous disons *payer en espèces*.

Brunetto Latini (1230-1294), dans *Li Livres dou Trésor*, se souvenant de sa langue italienne, appelle ces denrées, des *spi-*

---

(1) E. Béjin : loc. cit.

(2) Legrand d'Aussy parle d'épices, mais il s'agit en réalité du paiement en nature.—« Ils ne « penront ne autres choses, se ce n'est fruit, ou pain, ou vin, ou autre présent, jeusques à la « somme de dix sous.» V. Etabl. de S. Louis, dans Joinville.

cieries : « *Médecine* et *spicieries* sont honestes à cils cui eles con-
« viennent », et l'auteur inconnu du *Vilain Mire*, disait vers le
même temps :

> Je sai un charme qui miex vaut
> Que gingembre ne que citouaut.

Si l'on veut savoir quelles idées on avait alors sur leur mode
de production, il faut lire ce qu'en dit Joinville ; rien n'est égal
comme erreur et crédulité : « Avant que li flums entre en
« Egypte, les gens qui ont accoutumei à ce faire, giètent leurs
« roys (rets) parmi le flum, au soir : et quant ce vient au matin
« si treuvent en leur royz cel avoir de poiz que l'on aporte en
« ceste terre, c'est à savoir gingimbre, rubarbe, lignaloecy et
« canele ; et dit l'on que ces choses viennent de paradis. »

Il fallait bien, en effet, que ces épices fussent assez communes
en 1236, puisque Gauthier de Coincy, dans ses *Miracles N.-D.*
s'en plaignait déjà :

> Tant i mettent à la foye
> De gingembre, de garingal (galanga)
> De girofle et de citoal
> C'onques de isi délitable
> Se ne fu à autrui table
> N'assaia Diex ne li apôtres (1).

Pauvre Despréaux ! Quatre cents ans avant lui, un autre poète
avait presque fait son classique vers : Aimez-vous la muscade ? et
presque dans les mêmes circonstances !

. Ce goût des épices se conserva longtemps puisque Boileau le
dit. On en mettait vraiment partout : les taverniers du moyen-âge
en faisaient des vins dont les parisiens d'alors étaient très-friands.

---

(1) Ms Fond Lavallière : n° 85, ap. Legrand d'Aussy.

Nous trouvons partout des traces de ce goût. Dans la *Condamna-cion de Bancquet*, une farce de l'an 1500, Bancquet s'écrie :

> Adieu, friandises petites
> Sucre, coriandre, anis
> Giroflé, gingembres, pénites
> Safran plus luisant que vernis,
> Sucre candis *pour les poussifs*,
> Triassandali que on renomme
> Poivre, galingal et massis
> Mus, muscade et cynamome
>
> Pour ce que j'ay bien fait gaigner
> Les médecins bons et parfaictz,
> Car ilz ont eu à besongner,
> A guérir les maulx que j'ay faictz (1).

Et Scarron promenant dans une chaise à porteurs, son impo-tence à travers la cohue de la foire Saint-Germain, n'avait encore qu'un souci, quand il disait, en 1643 :

> Voyons un peu ces espiciers,
> Chez lesquels tant de monde achepte !
> O ! poivre blanc, que volontiers
> Pour vous je vuide ma pochette !
> Sachons s'ils en pourront avoir (2).

Puisque Scarron dédaigne le poivre noir, nous le laisserons en quête de son poivre blanc, mais il est douteux qu'il trouve à la foire cette marchandise si rare. Nous l'abandonnerons dans la foule, pour aller en ville, visiter les boutiques où se débitent les remèdes.

---

(1) V. Recueil de Farces de M. P. Lacroix.
(2) La foire Saint-Germain ; dans *Paris ridicule et burlesque*, de M. P. Lacroix.

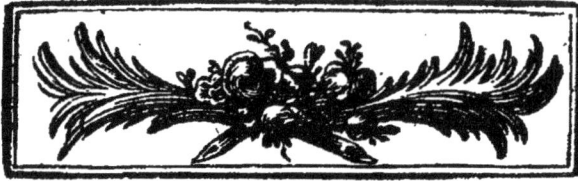

CHAPITRE VI

Le premier document historique sérieux et un peu étendu, qui permette d'apprécier l'état embryonnaire de la Pharmacie, se trouve dans le recueil connu sous le nom de *Livre des Mestiers*, écrit par le Prévôt royal ou Prévôt du Châtelet Étienne Boileau, établi dans cette charge en 1258, pour reconstituer la police dans la ville de Paris et donner des lois aux divers corps de métiers. Saint Louis, à son retour de la croisade, avait été frappé des désordres qui régnaient dans Paris et des contestations trop fréquentes qui s'élevaient entre les gens de métiers. Il chercha un homme capable de parer à ces inconvénients et lui donna, au lieu de la vendre suivant la coutume, la charge de Prévôt royal. « Si li fu enditiez Estienne Boilyaue, liquex maintint et garda si « la prévosté, que nus malfaiterres, ne liarres, ne murtriers, « n'osa demourer à Paris, que tantost ne fust pendus ou dé- « truiz (1). » C'est dans le livre d'Étienne Boileau (2), qu'on va puiser la plupart des renseignements qui concernent la police et l'état des métiers de Paris au XIIIᵉ siècle. Mais il faut bien re-

---

(1) *Joinville* : Ed. de M. N. de Vailly.
(2) Depping : *Collect. des Documents de l'Hist. de France.*

marquer que, quant aux apothicaires, de tous les auteurs qui
l'ont cité, aucun ne l'a jamais lu. Il convient donc de voir au
fond, ce que contient ce livre.

Avant Etienne Boileau, les métiers étaient organisés : ils
avaient des habitudes connues des anciens de la corporation,
dont l'affirmation faisait autorité en cas de contestations. Dans
bien des circonstances, cette direction par cette espèce de droit
coutumier, révéla des difficultés, et tout l'honneur du prévôt de
saint Louis, fut de changer la coutume en droit écrit. Il fit infor-
mer les corps de métiers de rédiger ou de venir déclarer leurs
coutumes, qui furent transcrites sur un registre, auquel on
ajouta certains réglements pour les impôts, certaines décisions,
et c'est cet ensemble de titres divers, qui constitue ce qu'on appelle le *Livre des Métiers*. Voici d'ailleurs la déclaration : « Pour
« ce que nous avons veu à Paris en notre tant, mout de plais, de
« contens par la déloial envie qui est mère de plais et déffernée
« convoitise qui gaste soy-meime et par le non sens as jones et
« as poisachans (aux jeunes et aux peu sachant)... Nostre intenp-
» tions est à esclairer en la première partie de cet œvre au mius
« que nous porrons, touz les mestiers de Paris... En la seconde
« partie entendons nous à treitier des chaussies, etc., et de toutes
« les autres choses qui à coustume appartiennent. En la tierce
« partie et en la deharenière, des joustices et des juridic-
« tions. »

Tous les métiers ne vinrent pas faire leurs déclarations ; c'est
ainsi que les réglements des bouchers, un des plus anciens et
des plus puissants métiers de Paris, des vitriers, des tanneurs
et de quelques autres, ne se trouvent pas sur le registre
d'Etienne Boileau. Les Epiciers ou les Apothicaires n'y vinrent pas
non plus et pourtant leur métier existait, puisque le livre de la
taille de 1313 les nomme, et qu'en 1302, le corps des marchands dût payer X^m livres pour sa part dans la guerre de Flan-

dre ; les maîtres des métiers furent chargés de la perception :
M° Jehan Hémery fut désigné « por espiciers. »

Un autre métier, les Regratiers, paraît avoir eu le droit de
vendre au moins les épices culinaires ; « dattes, figues, poivre,
« coumin, régulisse.» Les épiciers ne sont pas compris dans les
métiers qui devaient vendre forcément aux halles, le vendredi
et le samedi de chaque semaine, mais ils sont sur un autre titre
sans date, qui règle les droits de place. C'est là qu'il est dit :
« Tuit cirier, tuit pévrier et tuit apotécaire ne doivent riens de
« coutumes des choses devant dites, pour vendre en leur otel ;
« car il s'acuitent au pois le Roi. Tuit cirier, tuit pévrier et tuit
« apotécaire, se il mètent avant au samedi es hales ou u marchié,
« chascun doit ob. de coutume, et en leurs otieus, néant, si come
« il a esté dit par devant (1). » Il faut savoir qu'à certains jours,
le vendredi, ou le samedi, ou pendant la foire de Saint-Ladre,
un grand nombre de métiers, ne pouvaient se dispenser de venir
étaler sur le marché. C'était un moyen comme un autre d'assurer
les revenus du roi, en faisant payer un droit de place.

Les apothicaires sont nommés une seconde et dernière fois
dans le Livre des Métiers, et de cette citation, on a fait un
étrange abus. Elle est dans une Ordonnance qui énumère les
métiers et les personnes exempts du guet. «Ce sont les mestiers
« frans de la ville de Paris qui ne doivent point de guet au Roy,
« si come il dient. » Les métiers sont nommés sans ordre ; les
orfèvres viennent à côté des « escorcheurs » et alors « touz
« apothicaires, touz vendeurs d'auges, d'escuelles et d'eschielles.»
D'où on a conclu qu'ils vendaient sur le marché avec ces marchands. C'est une interprétation qui ne repose sur rien.

Voilà tout ce que contient le Livre des Métiers sur les apothicaires : ils y sont nommés, mais ce ne sont pas là des pharma-

---

(1) V. deuxième partie. Tit. XVII.

ciens. C'est à peine si ce sont de vrais apothicaires. Ce sont plutôt de simples marchands qui vendent beaucoup de matières médicamenteuses. Le mot existe, mais non pas la chose. Je n'en veux pour preuve que ce fait unique : ils allaient étaler à certains jours sur la place des Champeaux, où le roi leur louait une huche. Comment auraient-ils pu y transporter un matériel, même insuffisant, pour y préparer ces incroyables mixtions de la thérapeutique alors à la mode ? C'eût été impossible et cette impossibilité même, nous prouve que ces *Apotécaires* étaient des marchands, droguistes ou herboristes, qui détaillaient certaines substances toutes préparées, employées en médecine, peut-être les électuaires en usage et les onguents souverains. En l'absence d'un titre certain, nous ne pouvons que faire des suppositions ; mais les faits nous manquent. Et veut-on encore une autre preuve que l'apothicaire n'existait pas en fait ? C'est qu'on ne le trouve pas mentionné parmi les officiers attachés à la personne du roi, avant la fin du XVe siècle.

Mais dans tous ces gens de métier qui vendent de l'épicerie et de la droguerie, où est le véritable Epicier ? Est-ce le Regratier, vendeur de « canele et de régulisse » ? Est-ce le Cirier ou le Pévrier ? L'Epicier n'a pas cru devoir faire de déclaration devant les scribes du Prévôt Royal, de sorte que nous ne savons rien sur sa condition au XIIIe siècle. Et pourtant c'était déjà un personnage considérable, un bourgeois important que nous trouverons mêlé aux luttes politiques du siècle suivant. Ses privilèges, par suite de son silence, ne nous seront connus que plus tard, dans les ordonnances qui le sépareront de l'apothicaire, en donnant la suprématie à celui-ci.

Il faut donc se ranger à l'opinion de M. E. Bejin (1); cet érudit pense que les épiciers et apothicaires, vendaient leurs produits

(1) *Moyen-Age & Renaissance.*

aux médecins, qui en préparaient eux-mêmes leurs médicaments magistraux. Il cite comme deux curiosités, la fondation de deux vraies apothicaireries : l'une, à Munster, en 1267, et l'autre à Augsbourg, en 1285 ; leurs préparations importantes venaient toujours de Venise et de Gênes. Les maîtres apothicaires étaient surtout confiseurs, et ils devaient au corps de ville, une forte redevance en dragées et confiseries.

Au point précis où j'en suis arrivé, le mot *apothicaire* apparaît enfin avec la signification positive qu'il doit garder pendant longtemps. Il désigne positivement un marchand de médicaments, en attendant qu'il fasse penser au personnage platement comique du théâtre. Mais par quelles vicissitudes nombreuses le mot a passé ! Il a désigné longtemps un marchand quelconque : *Negotiatores, Campsores seu Apothecarii*, dit un diplôme de Naples, de 1190. Dans les *Lois palatines* de Jacques ou Jaime II, de Majorque, l'Apothicaire est un officier de bouche. Dans un codicile du testament de Charles d'Anjou, en 1481, on l'appelle noble : *Item, legavit dom. noster rex, nobili Joanni de Riciis ejus apoticario*. Le mot *Apotheca*, a suivi la même fortune ; c'est un magasin, un grenier ou une boutique : *Locus ubi merces aliœve, res asservantur et reconduntur, horreum*. L'*Apotheca Barberiæ* est une boutique de barbier, dans une charte de 1450. Il en est de même pour le mot *Apothecaria ;* ce sont toutes choses vendues par les épiciers, apothicaires ou marchands. Une charte latine de 1290, appelle ainsi les figues, les amandes, le riz, les dattes, etc. (1).

Donc le nom de l'apothicaire existe à la fin du XIIIᵉ siècle, sans que ses attributions nous soient bien connues. Il est certain, toutefois, qu'il n'a encore, avec la pharmacie, que des rapports

(1) V. pour tous ces mots *Glossaire de du Cange*.

éloignés ; il n'a, de l'apothicaire, que le nom. Il faut observer de plus, que la plupart des documents en notre possession, ne concernent guère que les grandes villes, Paris surtout, le palais des princes ou l'*Ostel du Roy.* Qu'était l'apothicaire hors des couvents, dans le reste de la France ? Nous n'en savons rien et il faudrait remuer des bibliothèques entières, pour en savoir peut-être fort peu de choses.

S'il règne tant d'obscurité sur le rôle de l'apothicaire, quant à la confection des médicaments, cela tient peut-être aussi à la quantité de gens de toutes sortes qui avaient le droit d'en faire et d'en vendre, ou s'arrogeaient ce droit. Le médecin manipulait certainement, l'épicier et l'apothicaire probablement, les couvents avaient tous une apothicairerie plus ou moins considérable. Nous trouvons d'autres parasites encore, bien avant l'existence de l'apothicaire, auxquels des habitudes séculaires ou un privilége royal, permettaient la vente d'un assez grand nombre de remèdes. C'est le moment d'en parler.

A côté des médecins ou fisiciens, et longtemps avant eux, vivaient les barbiers et les chirurgiens, ayant déjà de vieux priviléges et des attributions sur lesquelles les uns les autres empiétaient à l'envi. Vers 1301, les barbiers à Paris avaient l'habitude, outre leur emploi ordinaire, de vendre des emplâtres, des cataplasmes et des purgations, ce qui devint une cause de querelle entre eux et les chirurgiens. Une ordonnance du roi Jean les adjoint aux médecins et aux chirurgiens, pour le traitement de la peste. Une autre ordonnance de Charles V, de 1372, reconnaît officiellement aux barbiers le droit d'administrer « emplâtres, ongnements et aultres médecines convenables, pour boces, apostumes et toutes les plaies ouvertes, car les *mircs-juréz sont gens de grant estat et de grant salaire ; les poures gens* » ne sauraient comment les payer. Voilà la morale du temps peinte sur le vif en quelques mots. Tout ce que les pauvres gens ne peuvent largement payer, peut être préparé et fourni par le premier venu, quand même ce serait mauvais ou dangereux. Ce dont les riches ont besoin ne sera délivré que par les 31 (en 1395) mires ou docteurs régents de la Faculté ; ils sauront bien se faire payer. Les privilèges de cette ordonnance de 1372, furent bientôt étendus à tous les barbiers du royaume, qui relevaient du barbier du roi. C'est assez signaler un droit restreint, d'exercer la pharmacie et c'est à ce titre que ce trait de mœurs devait être cité. Mais ils n'avaient pas attendu les permissions royales, car les barbiers, les *Barbaudiers de Villaiges*, comme on les appelait, allaient de tout temps de village en village, vendre leurs « antidotes et leurs drogues renfermés en leurs boistiers. » C'était un vieux reste des coutumes du *tonsor* romain, type dont la race n'est pas encore éteinte en Italie (1).

L'histoire de la Pharmacie pour les mêmes causes, touche aussi à celle de la Chirurgie et des Chirurgiens, longtemps confondus avec les barbiers par les privilèges particuliers de cette célèbre confrérie de Saint-Côme ; rivale audacieuse autant qu'impuissante de l'orgueilleuse *Faculté de Médecine*, celle-ci ne lui pardonna jamais son origine plus ancienne, ni les justes prétentions de ses membres. Toutes les ordonnances et tous les réglements concernant la chirurgie, ont quelque rapport avec la Pharmacie (2).

L'importance de la Confrérie de Saint-Côme, de tout temps considérable puisque les médecins s'étaient interdit à jamais de

---

(1) L'acte de 1301, leur enjoint de ne point s'entremettre du fait de chirurgie, s'ils n'ont subi un examen devant les maîtres-jurés en chirurgie. Ils doivent dénoncer les meurtriers pansés par eux, au prévôt de Paris. (*Livre des Mestiers*).

(2) M. Forgeais a publié un jeton de plomb, qu'il attribue aux apothicaires du XIV* siècle. L'avers porte deux saints debout, avec les noms de Saint Damien et Saint Côme ; le revers a dans le champ *un mortier et son pilon*. M. Forgeais s'est évidemment trompé ; les deux patrons indiquent suffisamment les chirurgiens et dès lors le revers représente certainement un pot à onguent et la spatule de pansement, qu'on a pu confondre avec un mortier et un pilon.

faire œuvre manuelle, s'accrut encore d'un nouveau prestige,
lorsque le roi Charle V se fit recevoir, à la *grant ire* de la
Faculté ou des mires-jurés, confrère de Saint-Côme, en 1364;
exemple imité plus tard par Guillaume III, lorsqu'il se fit recevoir apothicaire-épicier de la corporation de Londres. Les
chirurgiens comme les barbiers, avaient toujours eu le droit de
préparer et de vendre les médicaments nécessaires au pansement
des plaies. Ce droit leur fut longtemps continué et de nouveau
reconnu par les lettres-patentes de 1724 (1).

Quelquefois l'on ne trouve, dans les documents historiques,
que des bribes bien modestes sur l'état de la pharmacie et de tout
ce qui s'y rattache. Par exemple, dans les statuts de la Faculté
de médecine, révisés en 1350, par le doyen Adam de Franche-
ville, il est dit que les *Chirurgiens demeurent au même rang et
dans les mêmes conditions que les Apothicaires et Apothicairesses,
les herbiers et herbières.* C'est évidemment peu de chose en
apparence, mais ce n'est pas tout-à-fait à dédaigner. On voit que
la Faculté, par jalousie, ne fait aucune différence entre les chirurgiens et les apothicaires; puis, que la pharmacie est livrée au
premier occupant homme ou femme, car il s'agit ici de femmes
vendant des médicaments et non de la religieuse qui dans les
couvents, s'occupait de l'apothicairerie et qu'on nommait *apothicairesse* (2). Enfin les *herbiers* et *herboristes* se sont continués
jusqu'à nous et nous savons qu'aujourd'hui le plus grand nombre
des herboristes de Paris, sont encore des femmes.

Tout cela ne nous donne pas assurément, une bien haute idée
de notre profession à ses débuts. Et pourtant malgré tous ces textes si
peu flatteurs dans la forme, l'apothicaire d'alors n'est peut-être

(1) Les femmes se mêlaient de chirurgie, et un frère convers était chirurgien-juré au XIII° siècle, à Paris. V. *Le Livre des Métiers*, p. 419.
(2) V. le *Dict. de Richelet.*

pas........... ce qu'un vain peuple pense, si j'en crois un manuscrit à miniatures de la Bibliothèque nationale, du XIVe siècle. L'apothicaire y est figuré au milieu des autres gens de métier, mais dans une attitude qui semblerait indiquer une certaine distinction entre lui et l'épicier. En effet, l'épicier y est représenté par un de ces pileurs, comme on en voyait à la porte des droguistes de la rue des Lombards, il y a vingt ans. L'apothicaire au contraire, qui se trouve à la suite, a une attitude plus noble, ou moins *vilaine* si l'on aime mieux. Il est assis dans un grand fauteuil ou *chaire* et semble donner une consultation à un malade dont il tient la main (1).

Ainsi donc le plus effroyable pêle-mêle règne au milieu de tous ces métiers, d'épiciers, de chirurgiens, de barbiers, d'Apothicaires et même de merciers. Chacune de ces professions a des privilèges particuliers qui contiennent quelques lacunes. Elles en profitent pour vendre quelques-uns des remèdes composant l'arsenal médical. Mais aussi chacune cherche à empiéter sur la vente de la profession voisine. L'épicier est confiseur, mercier et apothicaire ; celui-ci est épicier et confiseur. Le chirurgien, le barbier vendent des emplâtres, des cataplasmes et des purgatifs ; et tout cela pendant que les médecins, et les moines dans les couvents, préparent aussi des médicaments. Cette anarchie et ce défaut de réglementation éclatent dans une source d'investigations très-précieuse, que nous fournissent les anciens comptes, tant de l'*hôtel* ou de l'*ostel*, comme on disait en parlant de la cour des Valois, que de ceux de quelques grands seigneurs, des *Sires des fleurs de Lys*. C'est là que nous allons retrouver les apothicaires.

---

(1) V. *Mag Pitt.* où ces miniatures sont gravées. Dans le *Testament de Pathelin*, Guillemette va chercher l'apothicaire au lieu du médecin :

L'Ap. Je m'y en voys, sans arrester
Tenez-vous en toute assurée.

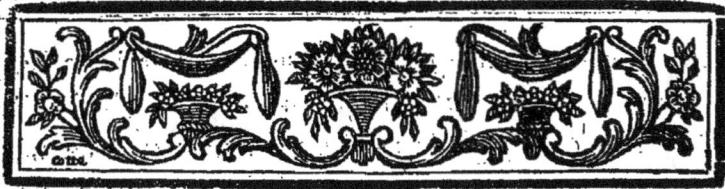

CHAPITRE VII

LA MÉDECINE ET LA PHARMACIE
DANS LES COMPTES DE L'HOTEL ET CHEZ LES PRINCES ;
APPARITION DE L'APOTHICAIRE ; SON ROLE.

Dans les documents volumineux que nous allons compulser, nous allons voir, tantôt l'épicier fournissant les épices et de plus le papier et certaines étoffes, tandis que l'apothicaire fournit les remèdes et les confiseries, si chères aux grands seigneurs et aux riches bourgeois des XIVe et XVe siècles. Tantôt au contraire l'épicier et l'apothicaire fournissent l'un et l'autre, les confiseries et les matières sucrées. Du reste, et c'est là le point capital, l'apothicaire ne figure pas sur les comptes de l'*ostel*, avant la fin du XIVe siècle ; cela prouve, suivant mon opinion, que ce sont toujours les médecins qui préparent les médicaments.

Dans l'ordonnance de 1261, concernant la dépense de l'Hôtel du roi, on trouve seulement dans la liste des officiers royaux, un chirurgien valet de chambre, Pierre de la Brosse, *Petrus de Brocia*. Ce Pierre de la Brosse est un personnage historique, d'une certaine importance. Après avoir été barbier-chirurgien de Saint Louis, il devint le favori de Philippe III ; il excita par ses manières, la jalousie des barons et ils firent tous leurs efforts pour le perdre. S'étant immiscé dans les affaires privées de Philippe et de sa femme Marie de Brabant, il s'aliéna l'esprit du roi et un beau matin de juin 1278, il fut livré au bourreau et pendu. Je ne sais pourquoi M. H. Martin a fait de Pierre de la Brosse, le fils d'un gentilhomme de Touraine. L'ordonnance précitée, ainsi que l'*Histoire de Philippe III*, de Nangis, ne laissent aucun doute sur sa qualité.

Il n'y a pas d'apothicaire dans le compte de 1280, où l'on ne trouve qu'un médecin désigné par le titre de *Fisicien*, qui est encore celui des médecins anglais (1).

Afin de n'avoir pas à y revenir, je vais analyser tous ces comptes aussi succinctement que possible en y prenant tout ce qui, de loin ou de près, touche à la médecine et à la pharmacie. J'ai consulté pour cela, outre les pièces réunies par M. Douet d'Arcq, tous les comptes qui se trouvent dans la *Collection* de Leber (2).

Dans l'ordonnance « fait à Vicenne au mois de janvier en l'an M CC iiij^{xx} » on trouve : « Mestre Foucques de la Charité devers « Madame aura XV iij^d de gages, iij provendes, I vallet manjant à « court et I à gages et forge et restor et chandèle.

« Mc Eudes, devers le roy, aura autens gages comme « Me Foucques. »

En l'an 1307, il y a mention du compte suivant : « Perrenelle, « l'espicière, pour espices pour la chambre le roy....... iiij^{xx} « XVI^l, iij^s iiij^d. » Il n'y a point de compte pour l'apothicaire.

Le réglement suivant est une preuve de la confusion des prérogatives de chaque métier; il se trouve dans le compte de

---

(1) *Comptes de l'Hostel*, réunis par M. Douet d'Arcq : Société de l'Hist. de France.

(2) T. XIX.

1313-14 : « *Item*, à Huet barbier à Fontainebeliau, pour un
« pendant au coutel monsieur, (au couteau du roi) (1). »

Maître Reynault de Chasteaulx et maître Symon Aligret, sont
désignés en 1398, comme physiciens du duc Jean de Berry, frère -
de Charles V, l'un des lieutenants du royaume et quels lieutenants, pendant la régence de Charles VI. Le duc n'avait à son
service, ni épicier, ni apothicaire (2).

En 1400, dans le compte de l'*ostel* du roy, on relève la dépense
suivante (3) : « Ledit Guillaume Testart pour VIˣˣ VI livres quar-
« teron et demy de plusieurs espices confites, prinses et acheptées
« de lui à divers pris, pour la reyne et nosseigneurs et dames de
« France les enfans. C'est assavoir : annis, noix confites, sucre
« rosat, manuchristi (sorte de confiserie), madrien, pignolat (4),
« paste du roy, coriandre et anis perlé, pour ce présent mois de
« mars contenant XXXI jours, l'an dessus dit par cédule de la
« reyne rendue à court par les maistres d'ostel, jeudi XXXI et
« derrenier jour de mars, ladite dame au Palais. Argent XXXXᴸ Xˢ
» vijᵈ. Et pour *apothicairerie* pour nosseigneurs et dames,
« livrées à Jehan Bouiller..... VIIᴸ VIˢ. »

Ainsi donc ce Jean Bouillier ou Boullier est le premier apothicaire royal dont le nom apparaît dans un titre historique, en
1400 ; malheureusement nous n'avons pas le détail de ses fournitures et pour une fois qu'un mémoire d'apothicaire serait
intéressant, nous devons nous contenter de savoir quelle somme
il a touchée, pour les médicaments fournis aux enfants de
Charles VI et d'Isabel de Bavière.

---

(1) Leber : ut. sup.

(2) Douet d'Arcq : *Pièces relatives au règne de Charles VI.*

(3) Douet d'Arcq : *Comptes de l'Hostel.*

(4) Pignons confits.

Au mois d'avril suivant, Guillaume Testart touche sept livres neuf sous parisis, et Jehan Bouller, quarante-six sous. Au mois de mai, Testart reçoit quinze livres deux sous et l'apothicaire quinze sous « pour nosseigneurs de Guienne et de Touraine. » Et enfin au mois de juin, pour « nosseigneurs les enfants, à « Jehan Boullier......... XXV^L iij^s. »

Après 1407, il n'y a encore à l'Hôtel (1) qu'un médecin à 600 livres de pension, avec droit à V personnes de livraison (livrée ou valets), un barbier et un cirurgien avec 300 livres de pension et iij de livraison. Il n'existe pas d'apothicaire, en tant qu'officier attaché à la personne ou à l'hôtel du roi.

Dans l'inventaire dressé pour l'exécution du testament de Jehanne d'Evreux, troisième femme de Charles IV le Bel, se trouve énumérée une quantité incroyable de médicaments, désignés sous le nom général d'épices. Bien que la liste en soit un peu longue, je ne puis résister à l'envie de citer les principaux, pour montrer : la nature de certaines substances alors employées, comment les gens riches en étaient approvisionnés et aussi quelles variations de prix ces denrées ont subies (2). Il y avait :

    iij bales d'amendes,
    VI liv. de poivre à vij^s vi^d la liv.,
    X iij liv. et demys de cannelle à X ij^s,
    V liv. de graine de paradis à xij^s,
    iij liv. et demys de girofle, la livre à I fr.,
    i liv. et un quart de saffren d'orte à iiij fr. et 1/2 la livre (3). Enfin, du poivre lonc, du massis, de la fleur de can-

---

(1) Leber, T. XIX. On remarquera que les pièces de M. Douet d'Arcq, regardent la dépense, tandis que celles réunies par Leber, ont trait à l'état des officiers de la maison du roi.

(2) Leber, ut sup.

(3) Leber traduit ce mot, *Orte*, comme venant probablement de *hortus*. Je crois qu'il n'y a eu qu'une mauvaise lecture du manuscrit et qu'il faut lire d'Orient.

nelle, de l'espit (spic, lavande), du commun (cumin) et XX livres de sucre en quatre pains, estimé X^s la livre. Comme le marc d'argent, en 1370, valait 5 liv: 15^s, il s'ensuit que dix sous de ce temps représentent presque 5 francs en valeur monétaire, mais au moins quinze ou vingt francs en valeur relative. Et à propos de ce prix des denrées, voici un passage curieux de Symphorien Champier (1). « A grant peine, dit-il, on trouve en « France, quatre citrons pour ung escu d'or. La livre de syrop « de citrons cousterait plus de cinq escus. » Mais il faut dire que le midi de la France ne produisait encore que des limons ; c'était le commerce maritime de la Méditerranée qui nous donnait les vrais citrons et peu de gens avaient le moyen de les payer un quart d'*escu d'or*.

Outre les denrées énumérées plus haut, Jehanne d'Evreux, possédait, non-seulement les ustensiles nécessaires au service de la table et de la cuisine, mais aussi tous ceux utiles à la pharmacie. Il en était probablement de même à l'hôtel du roi.

Parmi les comptes réglés, aux quarteniers de Paris, pour l'année 1422, on trouve dans les chefs de la milice municipale : un phisicien, maître Ange, et deux épiciers : Guiot de Compiengne et Robert le Caro, tous deux probablement apothicaires. Et dans une ordonnance pour l'*Ostel* du roi Charles VI, de la même année 1422, il y a enfin, comme officier faisant partie de la maison du roi « Jacquinot de Bergière, varlet de chambre, « apothicaire. » Il est prescrit qu'il servira continuellement. Parmi les autres officiers, sont : deux « sommeliers des espices, « deux phisiciens et deux cirurgiens. » Il est impossible de sasavoir quelles étaient les emplois respectifs de ces divers officiers (2).

---

(1) *Mirouel des Apothicaires.*

(2) Douet d'Arcq : *Pièces relatives au règne de Charles VI.*

Dans toutes les pièces publiées par M. Douet d'Arcq, sur le règne de Charles VI, il en est une surtout, pleine d'intérêt pour l'histoire des mœurs médicales et pharmaceutiques de ces temps agités. C'est une lettre de rémission, une lettre de grâce, accordée à un certain « *Jehan Merlin, cirrurgien de rompture et* « *de taille, qui se fust accompagniez d'un triachier* (marchand « de thériaque), *pour aller par pais pour leur pain gaignier de* « *leurs sciences ou mestiers.* » Notre cirrurgien et notre triachier se prirent un jour de querelle au passage d'un gué, et le cirrurgien tua bel et bien son compagnon : « *ne sçait comment* » dit bénoîtement la lettre de rémission.

Ces petites pièces détachées, qui semblent sans grande importance au premier abord, sont pourtant curieuses par mille détails d'apparence insignifiante. Ainsi la citation précédente indique, par cette association d'un chirurgien et d'un marchand de thériaque pour gagner leur pain à courir le pays, combien la médecine et la pharmacie étaient tombées bas ; et combien d'abus devaient se glisser dans l'exercice de professions aussi sérieuses. Mais dans une pareille période d'anarchie, qui pensait à réglementer quelque chose ? Dans un travail du genre de celui-ci tout doit être noté et je ne saurais omettre un autre trait, aussi mince et cependant, aussi instructif au même point de vue. Il est dans une supplique de l'année 1418, d'un faux-monnayeur qui demande sa grâce au roi, et chez lequel on a trouvé des « *boîtes* « *à triacle* (thériaque) *vides en étain* » et d'autres débris du même métal, le tout devant servir à sa coupable industrie. Le roi pardonna (qu'en dirait M. de Saulcy ?) à son confrère en faux-monnayage. Ainsi la thériaque se vendait déjà dans ces fameuses boîtes d'étain que Venise débitait encore au XVIIIe siècle, et cela en quantité assez notable pour en faire des *blancs de done* ou des *poilevilains à la queue.*

Je reviens aux Comptes de l'Ostel, que je ne devais pas abandonner. En 1480, on paie à un apothicaire, officier du roi, la dépense suivante : « A Guion Moireau, appothicaire dudit sei-
« gneur, pour le paiement de plusieurs parties d'Appothicairerie,
« drogue, médicines, *espices de chambres* et autres choses
« qu'il a baillées pour la personne dudit seigneur et plu-
« sieurs officiers et autres malades, lesquelz ledit seigneur
« a fait penser durant le mois de novembre, décembre et janvier
« mil CCCC L XXIX (1), comme pour plusieurs parties d'oigne-
« ments, lavements, emplastres, pouldres, qu'il a pareillement
« baillées et livrées par l'ordonnance et commandement dudit
« seigneur, pour habiller et médeciner ses chiens et levriers,
« qui étaient malades et bléciez. ».

Un peu plus loin, on trouve : « A Guion Moireau, appothicaire
« dudit seigneur [le roi], pour le paiement de plusieurs parties
« d'appothicairerie qu'il a baillées et fournies par l'ordonnance
« et commandement d'icelluy seigneur durant les mois de juillet
« et aoûst mil CCCC L XXX, tant en *espices*, dragées, confitures
« et autres choses, pour faire les collacions dudit seigneur et de
« chambre, appothicaireries, drogues et médicines pour la per-
« sonne dudit seigneur. Et plusieurs autres drogues, emplastres,
« oignements et autres mêmes choses qu'il a pareillement
« baillées, tant pour guérir les chiens et levriers dudit seigneur,
« que pour autres drogues et médicines qu'il a fournies
« par l'ordonnance dudit seigneur, à plusieurs seigneurs et
« autres gens malades que ledit seigneur a ordonné faire
« penser........ CCCC XXXV ij¹, XXXV ijˢ, V iijᵈ. »

L'analyse attentive de ces comptes me semble très-instructive
en ce sens que dès 1400, on voit les fournitures de confiseries
et d'apothicaireries, puisque c'est le mot, faites par un épicier

---

(1) L'année 1480 ne commençant qu'à Pâques.

et un apothicaire ; tandis que dans les comptes de 1480, l'apothicaire de Louis XI lui fournit tout : confiseries pour les colla-
tions et les desserts, en même temps que les médecines, emplâtres et oignements, pour lui, ses chiens et ses officiers. Re-
marquons encore que par une particularité assez extraordinaire,
ces emplâtres et oignements sont énumérés séparément, comme
si ce n'était pas de l'apothicairerie ordinaire. Il semblerait, si je
ne me trompe, que la pharmacie ne comprît alors que les médicaments destinés à l'intérieur, tandis qu'une autre branche, une
pharmacie innomée, celle permise aux barbiers et chirurgiens se
rapporterait plutôt aux médicaments externes.

Une autre curiosité relevée au cours de ces recherches et
digne de mention, est le paiement d'une somme de XIX[l] V[st] « à
« Guillemecte du Luys, *sirrurgienne,* en faveur d'aucuns ser-
« vices qu'elle lui a faiz (au roi). »

La dépense payée, en différentes fois à l'épicier de l'hôtel, attire
aussi l'attention et montre combien le privilége de chaque métier était encore mal limité. Jehan Lenoble, *espicier,* ne fournit
à la cour, dans plusieurs comptes, que des cierges, de la cire
vermeille pour le « *scel du roy,* » du papier en rame et de l'étamine pour le service de la cuisine. Une fois pourtant, il fournit
aussi des épices confites, un citron et du sucre rosat. Il n'y a
donc point encore de démarcation bien définie entre l'épicier et
l'apothicaire ou même le mercier, puisque Jehan Lenoble vendait de l'étamine (1). Telles sont les origines des compétitions
des corps de métiers les uns contre les autres ; et l'on sait ce
qu'elles ont donné d'occupation au ancens parlements. Les
corporations, comme les médecins et les chirurgiens, étaient
constamment en procès.

(1) Jusqu'au XVIIIe S., les Epiciers et les Merciers conservèrent le singulier privilége de
vendre le plomb en navettes et en saumons : Savary, *Dict. de Comm.* verbo *Plomb.*

Au décès de Charles VII (1), en 1461, à Méhun-sur-Yèvre, près de Bourges, le corps du roi fut ouvert par Jehan Rousteau, barbier « sur l'ordonnance des médecins et cirurgiens dudit « feu seigneur. » Jehan Rousteau se fit adjoindre, pour l'aider dans cette besogne, Jehan Moreau, autre barbier de Bourges, et Guillaume Le Bourgne, apothicaire, reçut pour les épices nécessaires aux opérations de l'embaumement, la somme de XV iij^l, XV ij^s V^d. Enfin, en 1463, à la mort de Marie d'Anjou, on paya « à Jehan Gascoing, apothicaire de ladite dame, pour plusieurs « drogues et médicines par lui faites et délivrées par l'ordon-« nances des médecins de ladicte dame, durant les moys d'aoust « et septembre, qu'elle a été malade, la somme de C V^l. »

Ainsi que nous venons de le voir dans l'analyse de toutes ces pièces historiques, si dans les sphères les plus élevées de la société du moyen-âge, la pharmacie est mal régie, peu sûre de ce qu'elle est et de ce qu'elle devrait être, il est permis de penser sans téméraire parti pris, que dans le reste de la France, dans les villes et dans les bourgades ignorées, elle est abandonnée à la plus déplorable licence. Dans un temps où la vie de l'homme noble est comptée pour peu de chose, quel souci peut inspirer celle du vilain ou du bourgeois ? Nous approchons pourtant du moment où le pouvoir va sentir le besoin impérieux d'apporter quelque frein à ces abus sans nombre, et essayer d'imposer des lois indispensables à la sécurité d'une société qui n'a guère connu jusqu'ici, d'autres lois que celles de la force. Ces réformes, parties d'abord de l'agglomération municipale, s'étendront bientôt dans tout le reste de la France.

_____

(1) Le médecin de Charles VII était Jacques Desparts, chanoine de Paris. Il légua à la Faculté un *Avicenne* et des *Commentaires*.

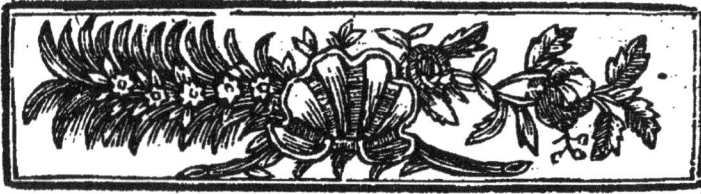

CHAPITRE VIII

LOIS, RÉGLEMENTS ET POLICE
AVANT LE XVIe SIÈCLE

Le XVe siècle est la véritable date de la naissance de l'ancien apothicaire. Les priviléges des métiers en ont fait un bourgeois; il se sent quelque chose dans la société. Son importance s'accroît chaque jour, car le médecin abandonne peu à peu la préparation des médicaments compliqués. Mais si la Faculté fait bon marché de certaines de ses habitudes, elle ne compte nullement perdre aucun de ses droits. Pour bien faire sentir sa suprématie sur le corps de métier des Epiciers-Apothicaires, et lui rappeler qu'il n'existe qu'en vertu de son bon plaisir, elle s'adressera souvent aux pouvoirs, pour lui faire imposer des règles qui seront la base, puis le corps même des lois pharmaceutiques. Nous allons examiner ici les ordonnances et les édits, qui, presque tous, furent promulgués à la demande de la Faculté de médecine.

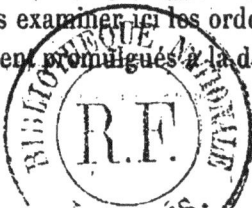

R.F.

7

La période historique de la réglementation des apothicaires commence, comme on l'a vu, avec la prévôté d'Etienne Boileau, en 1270. C'est dans son *Livre des mestiers*, que sont réglés, la police, les attributions et priviléges du corps des métiers, dont les Epiciers faisaient déjà partie. Ces dispositions ne regardent que la ville de Paris. Puis vinrent ensuite, un titre de 1312 et un autre de 1321, qui donnèrent aux Epiciers-Apothicaires, la surveillance des métiers *avoir de poids*, les orfèvres exceptés ; ceux-ci relevaient de la monnaie. Ils avaient déjà, bien avant ce temps, la garde et conservation du *Poids royal*.

Le titre de 1312, traite expressément de l'usage général des poids et de leur inspection. « A cause, dit Philippe le Bel, des « grans baras, fraudes et tricheries, qui ont esté de lonc tems « et sont encore en la maîtrise d'Espicerie et Apotiquairerie et « d'autres avoirs de poids, à grant dommaige et décevance de « tout nostre commun peuple. » Ces baras et tricheries tenaient à ce qu'il existait deux unités de poids : la livre ordinaire de seize onces et la livre *soutive* ou légère de quatorze onces (1). Les épiciers et apothicaires vendaient au public à la livre soutive, parce qu'ils avaient l'habitude de vendre à ce poids, aux « phisiciens et surgiens » et cela à cause de la rédaction des formules des Antidotaires, réduites à cette livre. Le titre le dit d'ailleurs en termes formels : « Nous abatons et ostons du tout la livre sou- « tive et ordonnons et commandons que sur paine de corps et « d'avoir, nulle ne vende à cette livre soutive ne à aultre livre, « ou pois, par lesquels tout baras et décevances puissent être « faits comme ont esté faits par cette livre soutive, *fors que à* « *phisiciens et surgiens tant seulement, et en cas et non aultres*

---

(1) Plusieurs états de l'Europe ont conservé longtemps ou conservent encore ce poids, pour l'usage médicinal. En 1723, la livre ordinaire de Lyon était encore de 14 onces ; celle qui servait à la soie était de 15. La livre de Toulouse était 13 onces 1/2. (V. Savary.)

« *où ils en auroient à faire, par leurs médecinees et surgiees,*
« *estymées et adjustées, par les escriptures anciennes, au pois de*
« *cette livre soutive......»* Suivent des dispositions réglemen-
taires pour assurer cette unification de la livre. Le dʳ Philippe
n'a voulu voir dans tout cela, qu'une répression des fripon-
neries des épiciers-apothicaires. Quand on prétend écrire l'histoire, ne fut-ce que celle des Apothicaires, il conviendrait au
moins d'être juste, et de voir moins la forme que le fond des
choses.

Il est certain que dans un temps où le niveau de la morale
publique était si peu élevé, cette existence de deux poids différents devait donner lieu à de nombreux débats, entre le vendeur
et ceux qui achetaient, chez le même marchand, soit un médicament, soit des denrées alimentaires : c'est ce qu'on nomme
baras, tricheries et *décevances.* Tout cela a duré dans le commerce ordinaire, jusqu'à l'organisation d'un système de poids et
mesures uniforme, c'est-à-dire jusqu'à nous.

En 1321, Charles le Bel, confirme le titre précédent et règle
de plus, la forme même des balances. Il n'y est plus question que
des « espiceries. » En 1325, le roi interdit le commerce français
aux Italiens, à l'exception de certains jours et de certains lieux,
comme la foire de Nîmes, etc (1).

En 1336, Philippe de Valois donne aux médecins, sur la
demande de la Faculté, la suzeraineté sur les apothicaires, et
enjoint à ceux-ci de leur montrer « leurs médecines laxatives,
opiats et électuaires » à toute réquisition. « Et ce fay si diligeam-
ment qu'en défaut n'en convienne retour à nous. » C'est l'institution officielle de l'inspection. Mais ce que j'observe de plus
caractéristique dans ce mandement c'est l'expression: « sur
ce qui touche l'apothicairerie *ou* espicerie. » comme si ce

---

(1) Henri Martin : T. IV.

n'était encore qu'une seule et même chose, qu'une seule profession.

Le roi Jean en 1352, rendit, toujours sur les remontrances de
la Faculté, une ordonnance devenue nécessaire à cause du grand
nombre de charlatans, hommes ou femmes de toutes conditions,
(convertis, gens de la campagne et herbiers), qui venaient vendre
à Paris, toute espèce de drogues et panacées sans aucune garantie
de savoir ni de surveillance, « et cela au grand scandale de
notre peuple, *au grand péril des corps et des âmes.* » Voilà donc
le premier éveil sur l'hygiène et la sécurité publiques. Les
termes de l'ordonnance sont très-remarquables : « Par ces pré-
« sentes et à toujours, il est défendu à tous gens de tout sexe et
« de toute condition, de composer ou d'administrer aucune
« médecine altératoire, aucun sirop, élixir, aucun clystère dans
« les maladies mortelles ou dont les symptômes présentent un
« caractère de gravité ; item, tous opiats et toute médecine que
« ce soit, même de donner des conseils de médecine. » Mais s'il
est défendu à tout le monde, homme ou femme, de préparer des
remèdes pour les maladies graves ou mortelles, tous opiats et
toute médecine que ce soit, cela n'est donc permis à personne ?
qui donc les préparait, les vendait et les administrait ? Evidem-
ment les *Mires* et les *Phisiciens* de la Faculté. Voilà le fait
capital : en 1352, comme en 1312, les médecins achètent leurs
produits chez les apothicaires et en préparent seuls leurs médicaments, dans les cas sérieux. Voilà justement ce que je me suis
efforcé de démontrer, dans tout le cours de cette étude. Et voilà
pourquoi les médecins étaient si jaloux de leurs droits : il y allait
de leur intérêt. Malheureusement, tout le monde vendait des
remèdes dans les cas ordinaires et la fureur de cette vente se
répandait partout. La Faculté était débordée et tous ses membres
ne tenaient pas à faire eux-mêmes leur cuisine. Soit par négligence,
soit par ennui de manipuler, les marchands de médicaments

pullulaient. Il y avait des apothicaires, *les médecins seuls faisaient de la pharmacie.*

En 1359, Jean le Bon, publia un autre édit, qui se bornait simplement à ordonner l'inspection des drogues et des préparations galéniques. Le dispositif entre dans les plus grands détails et a servi de modèle à la plupart des ordonnances qui ont été rendues depuis, sur la réglementation générale. Les médecins-jurés devaient s'assurer de l'état des opiats, électuaires, sirops, dont les étiquettes portaient la date de la préparation. L'apothicaire était condamné à jurer de vendre à juste prix et « *au juste regard de la mutation de la monnoye.* » Jean le Bon donnait là, aux pauvres marchands, une besogne ardue, car ce fut le pire des faux-monnayeurs couronnés (1), et la valeur du marc d'argent, sous son règne, varia quelquefois plusieurs fois dans la même semaine.

Charles VI, rappela l'obligation du serment, par l'ordonnance de 1390 ; Charles VII, en 1438, dans ses lettres patentes, toujours rendues à la prière de la Faculté, confirma les édits, lettres-royaux et ordonnances de ses prédécesseurs, sans y ajouter aucune disposition nouvelle.

Enfin, en 1484, Charles VIII rendit une ordonnance qui réglait, sur le modèle des institutions italiennes, les garanties que devaient présenter désormais, les maîtres de l'Epicerie et de l'Apothicairerie, ainsi que le système de réception à la maîtrise ; cette question sera traitée dans un chapitre spécial. Il ne sépara pas encore absolument les deux professions l'une de l'aure, mais c'était un acheminement vers ce but. Il en laissa le soin à son successeur ; Louis XII acheva cette séparation dans la der-

---

(1) En dépit de la chicane de M. de Saulcy, je laisserai cette épithète au roi Jean, qui n'eût de bon que le nom. Varier à sa fantaisie, et pour remplir ses coffres, le titre et la valeur d'une monnaie, diffère peu du faux-monnayage proprement dit.

nière année de son règne, en 1514. A ce moment seulement, la pharmacie fut une profession à part. L'apothicaire alors put être encore épicier ; toutefois celui-ci cessa de pouvoir préparer et vendre des médicaments, s'il n'avait satisfait à toutes les conditions de l'ordonnance. Mais comme tout cela regarde l'organisation intérieure de l'ancienne corporation des apothicaires, que je veux spécialement examiner, je laisse là les réglements et les ordonnances pour revenir un peu en arrière et noter encore quelques traits indispensables.

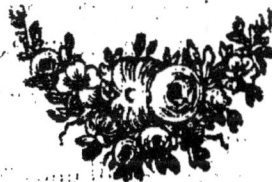

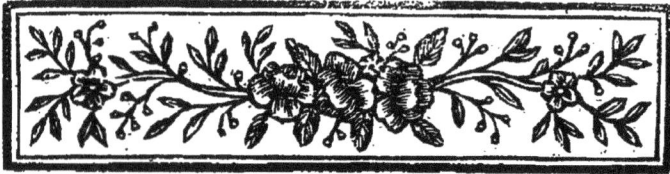

CHAPITRE IX

Jusqu'ici nous n'avons encore vu que des marchands, dont toute l'occupation consiste surtout à vendre des substances médicamenteuses. Mais bientôt leur commerce s'agrandit et change de nature ; les médecins leur abandonnent le soin des préparations les plus importantes de leur arsenal, et ces marchands commencent à sentir le besoin de savoir un peu plus ; l'ignorance elle-même leur fait un devoir d'apprendre. Leurs marchandises sont exotiques pour la plupart, de provenance inconnue et douées dit-on, de propriétés mystérieuses. Il est donc indispensable de savoir lire au moins, écrire un peu aussi, pour fixer quelque part les observations faites au cours de la pratique. L'ordonnance de 1359, disait déjà : « que nul ne peut être reçu maître apothicaire, s'il ne sait lire les recettes. » Voilà comment de marchand grossier et ignorant, l'apothicaire devint, avec le temps, un homme auquel s'imposa la nécessité de tout étudier : j'allais dire de tout savoir.

A la fin du quinzième siècle, dans les leçons de la Faculté, on n'enseignait encore que la Physique, c'est-à-dire l'exposition de la théorie galénique ou hippocratique de la médecine. Ce qu'était cet enseignement, je n'ai rien à y voir ; ce n'est pas mon fait. Ce que je dois dire, c'est que la pratique était mêlée d'une foule de recommandations puériles, ridicules ou superstitieuses dont l'influence se fit longtemps sentir sur les préparations pharmaceutiques. On croyait aux vertus surnaturelles des pierres, de certains vases ; à la puissance et à l'influence des nombres pairs ou impairs. C'était aussi le beau temps de l'astrologie médicale et des préjugés de toute sorte (1). On consultait la position de telle ou telle constellation, pour l'issue de la maladie ; les phases de la lune pour couper les cheveux, pratiquer une saignée, mettre des ventouses ou prendre un purgatif. Jean Gerson, l'auteur présumé de l'*Imitation*, de l'*Internelle Conso-lacion* tout au moins, écrivait une lettre sévère et pleine de sens, contre un médecin de Montpellier, qui prétendait guérir à l'aide d'une médaille représentant un lion, et contre un autre qui ne voulait employer ses remèdes qu'à certains jours. Ces croyances absurdes se perpétuèrent longtemps, puisque Catherine de Médicis était couverte de talismans cabalistiques composés par ses médecins eux-mêmes : médailles mystérieuses et indé-chiffrables, bracelets, pierres gravées, etc. Guillaume Bouchet, dans ses *Serées* disait encore, au XVIIe siècle : « Mais « n'est-ce point aussi une sorcellerie que quand vous baillez une « potion à vos malades, vous les meslez avec le doigt médicinal « de la main gauche..... Ce doigt, le plus proche du petit, avait

---

(1) Monteil : *Hist. des Français des divers États.*

« esté honoré avec un anneau d'or, et, par cé, appelé *digitus*
« *annularis*, à cause d'une artère qui vient du cœur, y ayant
« telle affinité par cest artère du cœur à ce doigt, qu'il ne peut
« endurer aucun poison. » On croit encore aux preuves juri-
diques, par la cruentation.

La pharmacie se ressent profondément de toutes ces erreurs,
contre lesquelles elle ne peut rien encore. Elle est loin d'être
érigée en corps de doctrine ; elle relève trop de la médecine qui
lui impose toutes ses formules et lui défend d'y rien changer.
Elle n'a, pour se développer, qu'un seul cours professé à la
Faculté par un docteur-régent, et deux leçons par semaine, à la
maison commune, au Bureau de la Corporation (1). En fait de
livre permis, l'*Antidotaire* de Nicolas forme tout son bagage ;
ce sera son Codex jusqu'en 1637. Il existe déjà bien d'autres
livres, mais ils sont chers et accaparés par la Faculté, car le travail des copistes est long et coûteux. Beaucoup aussi sont remplis
du fatras de la cabale, des formules hiéroglyphiques et souvent
incompréhensibles des souffleurs, des chercheurs de pierre
philosophale. Aussi, lorsqu'en 1372, le roi Charles V, savant et
à moitié clerc, voulut avoir le *Propriétaire*, compilation indi-
geste de médecine et de pharmacie, il s'adressa aux copistes et
aux enlumineurs qui en firent un des plus beaux livres de sa
librairie. Ce livre, aujourd'hui à la Bibliothèque nationale, a pour
titre : *Le Livre des propriétés des choses, translaté de latin en
françois, du commandement de Charles le V* (2).

(1) Fagon, le célèbre médecin de Louis XIV, fut professeur de Pharmacologie au Jardin des
Plantes. Il avait pour aide ou préparateur, un apothicaire qui lui fit un jour le mauvais tour de
lui apporter un électuaire quelconque à la place de la thériaque sur laquelle il devait faire une
leçon. Fagon reconnut vite la supercherie, la fit remarquer et, sans se déconcerter, fit sa leçon
comme s'il eut eu devant lui la fameuse panacée d'Andromaque. V. *Eloges* de Fontenelle.

(2) En 1471, Louis XI voulant avoir une copie du *Totum continens Rhasis*, de la Faculté,
dût déposer 12 marcs de vaisselle d'argent et un billet de cent écus d'or, (1,000 liv. env.). Un
an après la copie était faite, la Faculté reprenait son Rhasis et le roi sa caution.

L'influence de l'alchimie se faisait déjà sentir sur la médecine, en introduisant les préparations chimiques dans la thérapeutique. Paracelse, ce fou de génie, avait paru marchant dans la voie de Rhazés, et à la suite de ses travaux, le mercure et l'antimoine avaient été essayés. L'antimoine resta tranquillement dans la pratique, sans soulever la moindre dispute, pendant près de deux siècles ; puis un arrêt solennel du Parlement, le déclarant poison, vint arrêter un instant sa vogue et sa fortune et lui donna en même temps l'attrait du fruit défendu.

L'*Antidotaire*, de Nicolas Myrepsus, resta donc le Codex des apothicaires (1). Tous les maîtres établis devaient, avant tout, en posséder une copie fidèle, placée en évidence dans leurs boutiques. La confection des médicaments devait être absolument conforme aux formules qui y étaient inscrites. Ce formulaire fut révisé, revu, corrigé au commencement du XIVe siècle, par la Faculté de médecine, alors à sa naissance. Mais au milieu du XVe, on s'aperçut enfin de son insuffisance. Il n'était plus à la hauteur des connaissances médicales. La Faculté présenta, dans ce sens, des cahiers aux Etats de Blois de 1577, dans lesquels elle s'engageait à publier une pharmacopée nouvelle. Les résultats de cet engagement furent le premier Codex français de 1637, dont la publication fut tour-à-tour retardée, par les troubles de la Ligue, les difficultés qu'eut à vaincre Henri IV et toutes les agitations politiques qui suivirent sa mort.

J'ai dit un mot des Alchimistes ; malgré la suspicion dont leurs travaux étaient frappés par l'autorité religieuse, et bien qu'un grand nombre d'ecclésiastiques furent eux-mêmes d'enragés chercheurs de pierre philosophale, ils eurent accès auprès du

---

(1) Nicolas Myrepsus d'Alexandrie (1222-55) est assez peu connu. Il était grec d'origine et a été souvent confondu avec Nicolas Prœpositus, ou Prévôt, médecin de Salerne, également auteur d'un Antidotaire. V. *Biog.* de Michaud.

plus superstitieux de nos rois. En 1483, Louis XI avait un alchimiste à ses gages, qui ne le sauva pas plus de la mort que le calabrais François de Paule ; il se nommait Ferrault de Bonnel. On connaît une quittance le concernant, ainsi libellée : « En « remboursement de *quatre vingt seize escus d'or*, *vielz* qu'il a « mis pour ledit seigneur Roy, à faire certain breuvage appelé « *aurum potabile*, à lui ordonné par les médecins. » C'était un peu cher, il faut le reconnaître et il n'est pas bien certain que les quatre-vingt-seize écus d'or *vielz*, soient tous entrés dans l'or potable, mais enfin c'était ordonné par les médecins. Tous les nouveaux livres des alchimistes et des médecins sont d'ailleurs remplis de ces préparations d'or et tout le monde se traitait par l'or : *Elixirs d'or*, *Teintures d'or*, *Liqueurs d'or*, *Gouttes d'or* ; tout est à l'or, car Paracelse guérit tout avec ce métal magique. Et c'est sans doute, à un reste de cette croyance à des propriétés imaginaires, qu'on doit de voir se perpétuer jusqu'à nous, l'usage de mettre de l'or en feuille, dans quelques liqueurs, comme dans l'eau-de-vie de Dantzig.

Avec les préparations chimiques s'introduisit aussi l'usage des eaux distillées, et tout passe dès lors dans l'alambic de l'apothicaire. Un autre compte du roi Louis XI, de 1470 (1), porte la mention d'un paiement à Jean Candure, apothicaire à Amboise, premièrement, de deux douzaines de sangsues, puis de flacons d'étain « pour l'*Eau de Roses* et l'*Eau de Fumeterre*. » L'Eau-de-vie et l'Alcool, sous le nom d'Eau Ardente, font aussi partie de la nouvelle matière médicale. Je ne veux pas rechercher ici quel fut l'inventeur de la distillation, ou du florentin Thadeo, ou de maître Arnaud de Villeneuve ; ce ne fut peut-être ni l'un ni l'autre, car Hippocrate en avait déjà l'idée. Toujours est-il que l'alcool et

(1) V. Monteil, loc. cit. Les *Caquets de l'Accouchée* font encore mention en 1620, d'un *Empirique et distillateur* de la *Royne* : 3ᵉ journée.

l'eau-de-vie furent vendus exclusivement dans les pharmacies, jusqu'en 1514, époque à laquelle une ordonnance de Louis XII, créant la communauté des Vinaigriers, leur accorda la distillation et la vente de ces deux produits. C'est dire que pendant plus de deux siècles, l'alcool fut exclusivement considéré comme un médicament. Que les temps sont changés !

On sait que le roi de Navarre, Charles le Mauvais, mourut brûlé par l'alcool, en janvier 1386. On l'avait cousu dans un drap imbibé de ce liquide qu'un valet imprudent enflamma, en voulant brûler le fil avec la chandelle qu'il tenait à la main. C'est au moins la version du moine de Saint-Denis et de Juvénal des Ursins. Froissard au contraire prétend que son lit fut enflammé par « Eaue ardant » contenue dans une bucine dont on se servait pour lui faire un bain de vapeur « à air volant. » Dans tous les cas, la perte ne fut pas grande (1). Les boutiques contenaient toutes en outre, un ou plusieurs bocaux pour les rubis, les saphirs, les émeraudes et les perles dont on se servait pour divers électuaires précieux. Quelquefois on les employait en nature, pour obtenir la domination, la conservation des biens temporels ou d'autres effets merveilleux. Les agathes étaient portées par les femmes et jouissaient (dans ce temps-là), de la propriété de faciliter les accouchements (2). Le sucre lui-même était toujours prescrit comme un remède. On en pourrait citer plusieurs exemples sérieux, mais je préfère rapporter la consultation donnée par l'apothicaire, dans le *Testament de Pathelin* (3), une farce de la fin du XVe siècle. L'apothicaire dit en effet à son malade :

---

(1) Charles le Mauvais était seigneur de Montpellier, où l'on prétend que l'alcool fut découvert par Arnauld de Villeneuve.

(2) Monteil ; Loc. cit.

(3) Attribué à Villon, sans raisons valables.

User vous fault de sucre fin
Pour faire en aller tout ce flume.

Un peu plus tard, Louis XIII enfant, faisait encore usage de ces sucreries pharmaceutiques. En 1605, il écrivait à « monsieur son papa » qu'il voulut bien retirer la garnison des Provins, parce que les soldats copiant sa gourmandise, menaçaient de dévaliser les boutiques des apothicaires, de sa chère conserve de rose(1).

Placée sous la garde vigilante, jalouse et souvent malveillante de la Faculté, la pharmacie, réglementée comme on l'a vu, était la très-humble esclave de la médecine, et quand un docteur de quelque renom était appelé par la ville auprès d'un malade pour une consultation importante, il ne sortait qu'accompagné d'un chirurgien-barbier ou barbier-chirurgien, portant *bourgets et boètes d'instruments* et d'un apothicaire chargé de ses drogues (2).

Avec l'imprimerie apparurent en peu de temps, une foule de traités qui se multiplièrent à l'infini. On vit d'abord imprimer tous les ouvrages des dieux du moment, médecins grecs ou latins, à la tête desquels étaient Hippocrate et Galien. Puis ce furent les commentateurs : le *Promptuarium* de Jacques Dondis, l'*Herbolario* de Jean Dondis son fils, résumés complets de la science médicale connue. Après vint le *Compendium Aromatariorum* de Saladin d'Asculo médecin napolitain ; c'était enfin une vraie pharmacopée. Il contient en outre, la liste des livres que doit posséder l'apothicaire, ainsi que des recommandations morales et les occupations particulières à chaque mois de l'année. Il traite aussi des falsifications.

A la suite des grands maîtres, les petits : Fioravanti, médecin florentin, auteur du *Miroir des Sciences*, écrit des *Caprices de*

---

(1) V. *Journal d'Hérouard* ; ap. A. Baschet : *Le roi chez la reine.*

(2) Émile Béjin : loc. cit.

Médecine où se trouve la vraie formule de son Baume ; Houel, apothicaire de Paris, publie un traité *de la Thériaque et du Mithridate*, avec des poésies apologétiques placées au commencement du volume, suivant l'usage du temps. Houel a d'ailleurs d'autres titres que ce traité, c'est la fondation du *Jardin des Apothicaires* au faubourg Saint-Marcel, dont il sera parlé en son lieu. Jean de Renou trace dans ses *Institutions Pharmaceutiques*, les devoirs du vrai pharmacien, dans un temps où malheureusement il existait plus d'épiciers et d'apothicaires que de pharmaciens. Ce fut enfin un vrai déluge de livres de toutes sortes et de tous pays : Jean de Vigo, Fernel, Frascator, Valerius Cordius, Sylvius ou Dubois, Mathiole, etc. ; on doit se borner, pour ne pas débiter la matière d'un volumineux catalogue de librairie. Je ne saurais tout citer et comme don Ruy Gomez de Sylva, pour éviter autant que possible d'être ennuyeux en voulant être trop précis, je puis dire : j'en passe et des meilleurs.

Ceux-là d'ailleurs sont les maîtres ; il existe des critiques. Symphorien Champier, tour à tour poëte, historien, traducteur, médecin et apothicaire, dans son *Mirouel des Apothicaires et Pharmacopoles*, signale les altérations de médicaments dont ils se rendaient coupables. Car les falsifications ont été de tous les temps et de tous les lieux, et elles étaient encore plus fréquentes et plus grossières, à une époque où les moyens d'investigation faisaient complétement défaut. Henri Estienne dans son *Apologie pour Hérodote* (il y a de tout dans ce livre), dit qu'au moment où il écrit, on falsifiait le poivre avec différentes substances étrangères. Dans les *Caquets de l'accouchée*, une dame prétend que les apothicaires vendent toutes les plantes de leurs jardins, comme choses rares venant du Nouveau-Monde (1). Il existe un livre spécial sur ce sujet, dont le ton général un peu trop monté,

(1) V. 3ᵉ journée.

semble en faire plutôt un pamphlet ou une injuste diatribe, qu'un livre sérieux. Le docteur Philippe l'a cité avec une grande complaisance. Il a pour titre : *La Déclaration des Abuz et tromperies que font les Apothicaires, fort utile et nécessaire à ung chascun studieux et curieux de sa santé.* L'auteur anonyme a signé son œuvre du nom de *Lisset Benancio.* Suivant Baillet, ce serait l'anagramme d'Antoine Bélise et suivant Quérard, de Sébastien Colin. Le plus drôle de l'affaire c'est qu'il existe une réponse d'un apothicaire, à ce livre. Elle a pour titre : *Déclaration des Abus et ignorances des Médecins, œuvre composée par Pierre Braillier, marchand-apothicaire de Lyon, pour répondre contre Lisset Benancio : Lyon 1557* (1). Ces deux plaquettes sont très rares.

Dans le même esprit d'utilité, mais sur un ton infiniment plus convenable, Bunel de Toulouse publiait une sorte de guide pratique dont le titre seul remplace un long commentaire. Je le transcris tel que l'a réimprimé M. Bachelet en 1836 : *Œuvre excellente et à chascun désirant soy de peste préserver très-utile : Contenant les médecines préservatives et curatives des maladies pestilentieuses et conservatives de la santé, composé par G. Bunel de Tolose, lesquelles sont par lui ordonnées tant en latin qu'en françois affin qu'elles puissent à toutes gens profiter.* Si je ne me trompe, voilà un ancêtre bien authentique, des livres populaires de Raspail ou du *Manuel de Dehaut.*

A cette longue liste d'auteurs écrivant sur la pharmacie, je veux ajouter un nom qui ne sera pas le moins étonnant de tous : c'est celui de Michel Servet. Philosophe, théologien, mais surtout hérésiarque, fameux par sa hardiesse à soutenir des opinions que Calvin et Bucer ne purent tolérer et qu'ils lui firent payer de la vie, Servet, au milieu des persécutions contre lesquelles il lutta

---

(1) V. Quérard et Brunet.

jusqu'à la mort, trouva le moyen de venir étudier la médecine à Paris, sous Fernel et Jacques Dubois (Sylvius). Sa thèse inaugurale fut justement une thèse de pharmacien : *Syruporum universa ratio, ad Galeni censuram diligenter explicata*. Le malheureux ! Non content d'attaquer le dogme de la Trinité, il s'en prend encore à Galien ! Michel Servet partage avec Harvey, et comme son précurseur, l'honneur d'avoir découvert la circulation du sang. Voici comment M. Flourens s'exprimait dans le *Journal des Savants*, en 1854 : « Servet a découvert la circula-
« tion pulmonaire. Le fait est patent. J'ai déjà rapporté le beau,
« l'immortel passage où il l'a décrite, beaucoup mieux que ne le
« firent, quelques années après lui, Colombo et Cisalpin. Deux
« choses étonnent ! Comment Servet, si confus, a-t-il pu rencon-
« trer cette lucidité admirable de quelques pages ? Comment une
« découverte de pure et profonde physiologie, se trouve-t-elle dans
« un livre sur la *Restitution du Christianisme ?* Quand on jette
« un coup d'œil sur les écrits de Servet, on s'aperçoit bien vite du
« parti qu'il a pris, en théologie, de s'attacher au sens littéral. Il
« cherche partout ce sens littéral ; il accuse tout le monde et
« surtout Calvin de ne pas l'entendre ; il entasse les citations
« pour prouver que lui seul l'entend. L'Ecriture a dit que l'âme
« est dans le sang, que l'âme est le sang même. Alors dit Servet,
« pour savoir comment se forme l'âme, il faut voir comment se
« forme le sang ; pour savoir comment il se forme, il faut voir
« comment il se meut, et c'est ainsi que, à propos de la *Restitu-
« tion du Christianisme*, il est conduit à la formation de l'âme,
« de la formation de l'âme à celle du sang, et de la formation du
« sang à *la circulation pulmonaire.* » Me voilà bien loin de la Pharmacie, mais je n'ai pu oublier que Servet, bien que né en Espagne, a étudié en France, qu'il est médecin français, et que la découverte de la circulation a été une révolution capitale dans l'histoire de la médecine.

Mais tous ces auteurs de Pharmacopées ou de traités particu-
culiers, sont pour la plupart des docteurs de la Faculté, ou des
médecins étrangers, et longtemps encore nous les verrons seuls
en possession d'écrire sur tout ce qui concerne la pharmacie, de
même qu'ils auront grand'peine à abandonner tout-à-fait la préparation des remèdes.

Cette prérogative des médecins fut d'ailleurs un grand mal,
pour la médecine, pour la thérapeutique et pour les progrès de
la pharmacie. Maîtres absolus des formules, alors que depuis
longtemps ils avaient abandonné la plus grande partie des manipulations et des expériences, les médecins immobilisés dans leur
art, ne surent point voir à temps où se trouvait le vice de leurs
vieilles préparations si compliquées. Empiriques malgré tout ce
qu'on a pu dire, il fallut les grandes découvertes expérimentales
des chirurgiens, les recherches patientes et les éliminations ju-
dicieuses des pharmaciens, pour leur faire reconnaître l'inanité
de ces grandes compositions, de ces informes mélanges, de cette
absurde matière médicale, qui sont le fond même de la vieille
pharmacopée. Il y avait là, les menaces d'une guerre imminente
entre des puissances également fortes et bien armées, la routine
et l'ignorance, contre l'expérience et l'étude rationnelle des mélanges. L'issue du combat ne pouvait être douteuse, comme nous
le verrons bientôt.

Un point capital est à noter : c'est que du jour où les apothicaires purent écrire sur leur art, la tendance à simplifier, à mo-
difier, à abandonner des manipulations puériles, fut évidente. Le
médecin-apothicaire mêle, compose et ajoute le plus qu'il peut
de substances diverses ; l'apothicaire ou le pharmacien tend à
l'unité. A la Thériaque, au Mithridate, il oppose la médecine
chimique. Les apothicaires à la vérité, n'accomplirent cette œuvre
qu'avec lenteur et prudence ; non par ignorance, mais simplement parce qu'ils avaient à compter avec les médecins.

8

Si j'avais des preuves à donner je n'en choisirais qu'une seule : la formule du fameux Emplâtre de Vigo, déjà modifiée par Brice Bauderon, puis remaniée dans les éditions successives de ce même Bauderon, puis encore simplifiée dans les différents formulaires qui se sont succédés depuis le Codex de 1637. Enfin, partie avec les médecins, des mélanges sans mesure d'Andromaque et de Galien, la pharmacie est arrivée avec Pelletier et Caventou, aux principes actifs, comme la quinine et la strychnine.

Dans tous les temps et dans tous les pays de l'Europe, malgré les travers qu'on leur reproche et dans lesquels je vois une exagération où la plaisanterie a la plus grande part, les apothicaires ont toujours montré un goût prononcé pour les choses de l'esprit et de l'intelligence. Le Dante faisait partie de la compagnie des Apothicaires de Florence ; Antonio Francesco Grazini, dit le Lasca, réunissait chez lui tout ce que cette ville amie des beaux arts, comptait de plus intelligent, de plus spirituel et de plus instruit. Cette réunion devint la célèbre *Academia della Crusca*. Ailleurs, ce fut de même : Basile Besler, apothicaire de Nurnberg dota l'Allemagne de ses trois premiers jardins botaniques. Les magnifiques collections d'Albert Séba, d'Amsterdam, après avoir été admirées par toute la Hollande, sont aujourd'hui en possession de l'Académie des Sciences de Saint-Pétersbourg.

La France n'a rien à envier aux autres nations. Houel avait fondé son Jardin des Simples bien longtemps avant que Guy de Labrosse ne fondât le Jardin du Roi. Tournefort apprit la botanique dans le « Jardin curieux » d'un apothicaire d'Aix, et dans le principe, l'Académie des Sciences se réunissait chez Geoffroy le père, apothicaire de Paris, dont les fils furent des membres brillants de cette société savante.

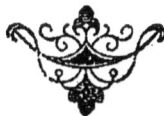

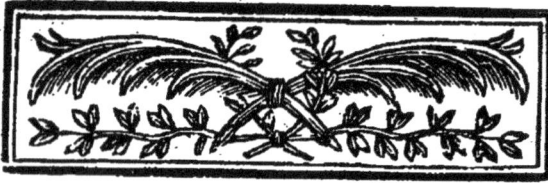

CHAPITRE X

DEUX AFFAIRES CRIMINELLES AU XIVe SIÈCLE
ET LES EMPOISONNEMENTS DE CHARLES LE MAUVAIS.

Quel est le véritable degré de l'instruction des apothicaires, pendant toute la période historique que nous venons de parcourir? Il est véritablement bien difficile de s'en faire une juste idée. L'apothicaire quoi qu'on fasse, nous apparaît tantôt comme un simple marchand, entièrement livré au négoce de toute espèce de denrées, auquel nous supposons sans raisons valables, très peu de connaissances. Tantôt encore nous ne le voyons qu'à travers le voile épais du ridicule qui fausse toujours le jugement, en le portant au-delà des bornes du vrai. Tantôt enfin, dans certains faits, nous le trouvons à la hauteur de sa mission et suffisamment instruit pour son temps et selon son temps. C'est dans ces faits seulement qu'il faut chercher la véritable figure de nos prédécesseurs. Tous les autres, pour une cause ou pour une autre, ont été altérés et au lieu d'un portrait nous n'avons souvent qu'une caricature.

Quelques soins que j'aie apportés à cette étude, j'ai peur d'y avoir laissé bien souvent percer l'esprit de corps, autre mauvais juge, et parfois comme en ce moment, j'hésite à formuler mon opinion. Il me semble bien, en effet, que l'ancien apothicaire a souvent manqué de dignité dans la façon dont il a subi les vexations de la Faculté. Il faut l'en absoudre pourtant, puisque, comme Hamlet, il fallait être ainsi ou ne pas être du tout. Mais à part cette faiblesse dont les preuves sont trop nombreuses, je n'ai jamais rien trouvé dont il eut à rougir, ni qu'il fallût dissimuler.

Sans me prononcer d'une façon affirmative sur cette question de l'instruction professionnelle, je vais rapporter, pour la mieux mettre en lumière, deux affaires d'expertises légales historiques, dans lesquelles les apothicaires ont joué un rôle important et très-remarquable sous le rapport des connaissances, des opérations qu'on leur demandait et de la précision de leurs réponses et observations.

Ces deux affaires se trouvent dans les *Mémoires sur Charles II, roy de Navarre* (1). Elles y sont longuement exposées, ainsi que d'autres qui prendront place dans ce chapitre ; toutes concernent, naturellement, Charles-le-Mauvais. C'est dire assez qu'il s'agit de quelques-uns des nombreux empoisonnements dont les historiens, quelquefois à tort, ont chargé sa mémoire.

Le 3 avril 1373, la reine Blanche de Navarre, sœur de Charles V, roi de France, mourait à Evreux. On soupçonna plus tard, tant était mauvaise la réputation de son mari, qu'elle avait dû être empoisonnée. Il résulte pourtant des dépositions de Pierre du Tertre, secrétaire du roi de Navarre, dans le procès qui lui fut fait en 1378, qu'on doit amnistier Charles-le-Mauvais de cette accusation. Pierre du Tertre répondit en effet, aux ques-

_____

(1) Par Secousse : V. aussi *Trésor des Chartes.*

tions qu'on lui posa à cet égard : « En tenoit à Évreux où elle moru
« que ce avoit esté parce que elle avoit esté mal gardée en son
« baing auquel elle mourut. » La princesse, d'une complexion
très-faible, comme son frère, trépassa dans son bain à la suite
d'une syncope. Du Tertre ajouta : « Et si peust être sceu par
« Symon le Lombart, apothicaire d'Évreux, qui l'*eviscera et vit*
« *tout ce qu'elle avoit dedenz le corps.* » La constatation de
l'apothicaire, transformé pour la circonstance en chirurgien
chargé d'une autopsie, fut confirmée de tout point par les amis
de la princesse et principalement par le témoignage de toutes
ses femmes : « Et par ce fu trouvé qu'elle estoit morte de foi-
« blesse de cuer et à ce s'accordèrent toutes les autres femmes. »

La seconde affaire offre plus d'attrait encore à notre curiosité.
C'était en 1384 : Charles-le-Mauvais vivait à Olite, dans son
royaume de Navarre et semblait y avoir oublié ses projets ambitieux. Un jour arrivent à sa petite cour, trois ménestrels : le
maître, Watier le Herpeur, sa femme et leur valet, Robert de
Wourdreton, tous trois nés en Angleterre. Ils jouent leurs bal-
lades devant le prince, comme ils avaient fait à Paris, à Saint-
Denis devant la cour et dans plusieurs grandes villes. Puis le
jour de leur départ, Wourdreton a un entretien secret avec
Charles. Il faut laisser parler ici, Secousse et les pièces ori-
ginales : « Charles dit à Wourdreton tels mots en substance :
« Ores tu vas à Paris, tu me porras faire grant service se tu veulz;
« et il qui parle répondi : Seigneur en tout le service que je
« vous porroie faire, je vous serviroie volentiers, et lors ledit roy
« lui dist : Tu me jureras et prometras par ta foy et serement,
« que tu tenras secret ce que je te diray sans le révéler à quel-
« que personne que ce soit. » Wourdreton le lui ayant juré, il
lui dit qu'il l'en croyait et qu'il se fiait bien à lui puisqu'il était
anglais. Charles s'ouvrant enfin de ses projets, ajouta : « Tu feras
« ainsi : Il est une chose qui se appelle arsenic sublimat : se un

« homme en mangoit aussi groz que un poiz, jamais ne vivroit et
« tu en trouveras à Pampelune, à Bordiaux, à Bayonne et par
« toutes les bonnes villes où tu passeras ès Ostelz des apoti-
« caires : pren de cela et en fay de la poudre et quant tu seras
« en la maison du Roy, du conte de Valois, son frère, des ducs
« de Berry et de Bourgogne et de Bourbon et des autres grans
« seigneurs, où tu porras avoir entrée, tray-toi près de la cui-
« sine, du dreçouer, de la boutillerie ou de quelques autres
« lieux ou mieulz tu verras ton point, et de celle poudre met
« ès potages, viandes ou vins desdiz Seigneurs, ou cas que tu
« le porras faire à ta seurté, et autrement ne le fay point. »

Le roi de Navarre compléta ses instructions et voilà notre
aventurier décidé à le bien servir, en route pour le retour vers
Paris, avec son maître le Herpeur. Chemin faisant, il se met en
quête du poison et des moyens de s'en servir au mieux des intérêts de son royal complice. Ce fut à Bayonne seulement qu'il
en fit l'achat : « En laquelle ville ilz furent par deux jours, à l'un
« desquelz jours il s'en ala en l'Ostel d'un Apoticaire et Espicier
« dont il ne scet le nom ne la rue où il demeure, fors tant que
« c'est assez près de la grant Eglise, et lui demanda s'il avoit
« point de Arsenic et ledict Espicier lui demanda qu'il en vouloit
« faire et s'il le vouloit blanc ou rouge et lui répondi que c'estoit
« pour guérir la playe d'un cheval et qu'il le vouloit sublimat,
« laquelle chose ledit Espicier lui accorda et lui en vendi les
« quart d'une once qui lui cousta dix blans (le blanc valait cinq
« deniers) et lui bailla envelouppé en un pou de papier, lequel
« il mist en sa bourse ; maiz pource qu'il y avoit autres espices,
« et qu'il avoit doubte que ycellui Arsénic s'espandit avec, il
« l'osta et le mist et cousi en son pourpoint par derrière. »

En possession de son arsénic, Wourdreton ne pense plus qu'à
venir à Paris et à tenter d'en faire usage. Mais il n'y était pas
depuis deux jours, qu'il fut arrêté avec son maître, Charles V

avait sans doute de bonnes raisons pour faire surveiller tout ce qui allait à Pampelune ou en revenait ; sa police le servait bien. Le valet, d'ailleurs, se hâta de dégager la responsabilité de Watier et de déclarer que son maître ignorait toute la trame ourdie contre la vie du roi de France.

C'est ici que se place pour nous, tout l'intérêt de cette criminelle tentative. Comme dans une affaire moderne, Wourdreton fut interrogé, et la pièce saisie sur lui « dans son gippon, » soumise en sa présence à l'expertise des hommes de l'art. Nous avons le rapport, ou plutôt, la déposition des Chirurgiens et des Apothicaires qui furent choisis à cet effet. Ces experts étaient « Henry de Morent, Jehan Drouart, Simon Bourgoiz, Oudart de Friquetot et Jehan de Troyes, tous cinq cirurgiens jurez en la ville de Paris, Estienne Pasté, Jehan Doc, Richard la Gresse, Guillaume Neveu et Thibaut de Vaucharsis, apoticaires, demeurans en la ville de Paris. » Après serment prêté, en particulier, par chacun d'eux, on leur présenta « une pièce d'arsénic » enveloppée dans un morceau de papier. Ici encore je laisse parler le scribe, sans rien changer, et sans rien omettre jusqu'à la fin ; tout ce qui suit est essentiel : « Lesquelz Cirurgiens et Apoticaires, après ce « qu'ilz orent veu, tenu et regardé et chascun d'eulz, ladicte « pièce qui estoit de là grosseur d'une grosse avelaine et un pau « plus, distrent et affermèrent tous d'un accort, que ladicte pièce « estoit arsenic rouge et n'estoit pas sublimé : car s'il feust su « blimé, il feust tout blanc, plus corrosif et plus fort que n'est « le rouge et povoit bien avoir en ycelle pièce le poiz de dix « dragmes, parmi aucunes très menues pièces qui estoien cheutes « de la grant pièces ; et dient lesdiz Apoticaires qu'ils n'en « oseroient point bailler à quelque personne que ce feust *sans* « *congié et auctorité de justice :* dient oultre lesdiz cirurgiens et « apoticaires et chascun d'eulz, interroguez singulièrement sur ce « par ledit Prévost, présent à tout ce, ledit Robert, que l'en fait

« ledit arsenic par science d'Arcumie et par Arcumiens, par
« composicion de pluseurs et diverses choses corrosives, comme
« de ver de griz, de chau vive, de soufre et de pluseurs autres
« choses : dienlt oultra par leurs serements, que se aucun avoit
« pris et mis en son corps de ladicte pièce d'icellui Arsenic, une
« dragme de la grosseur d'un poiz ou moins, il convendroit qu'il
« en morust *sans remède de Triacle* ou autre, supposé que
« par hastivement boire en grant habondance vin ou eaue, il
« [ne] meist hors ledit Arsenic : car ycellui Arsenic de sa nature
« est si corrosif que en la partie où il se adherdroit ou asserroit
« dedans le corps d'une personne, il feroit tantost une cautère
« ou bleceure, tout aussi que l'en feroit d'un fer bien chaud que
« l'en feroit toucher un pou à la char nue d'aucune personne,
« laquele cautère ou bleceure qui ainsi se feroit dudit Arsenic
« par dedans le corps, ne porroit jamais estre sanée ne gairie,
« maiz tousjours continuèlment devenroit grande et profonde,
« jusques à tant que la partie où elle seroit feust perciée tout
« oultre, et convendroit par ce que la personne ainsi bleciée,
« morust tantost, et n'est aucun qui y peust mettre remède ; et
« oultre dient que ledit Arsenic est bon et nécessaire pour au-
« cunes choses, si comme pour oster la char morte et pourrie
« des chevaux qui sont bléciez ou malades, et aussi en met l'en
« aucunes foiz avec aucunes mixtures doulces et amiables, en
« l'Art de Cirurgie, pour oster et dégater morte char et pouri-
« ture qui sont aucunes fois sur les personnes, en aucuns lieux
« où l'en ne lés porroit autrement atraindre ne curer la maladie,
« comme entre deux joinctures, ou ailleurs en divers lieux, où
« les Cirurgiens n'oseroient bonnement faire incision pour doubte
« de mutilacion, de gréver les ners, ou de aucuns autres incon-
« véniens : dient aussi lesdiz Apoticaires, que de ladicte pièce
« d'Arsenic ils porroient faire certaine eaue, moult vertueuse
« et corrosive : car qui mettroit en icelle eaue, la pointe d'une

« espée d'acier, elle useroit et consumeroit ycelle pointe et aussi
« toute l'espée, se elle y estoit longuement, jà si dure ne se-
« roit. »

En lisant attentivement ces dépositions que j'ai transcrites
presque tout entières, malgré leur longueur, on est forcé de remarquer que rien n'y manque des connaissances essentielles de
la toxicologie de l'arsénic. Son action sur l'organisme y est in-
diquée avec une précision et une sûreté étonnantes pour l'époque, mais parfaites, que dépasseraient de bien peu les Tardieu
d'aujourd'hui. Il s'y trouve même des données rudimentaires sur
les contre-poisons à administrer en semblable occurrence, et nos
apothicaires déclarent péremptoirement que la souveraine *Triacle*
serait tout-à-fait impuissante. La foi dans la vieille panacée est
déjà ruinée par l'expérience. Faire évacuer rapidement, au moyen
de boissons très-abondantes ou sinon mourir de la mort atroce
qu'amènent les eschares et la perforation de l'estomac ou de l'in-
testin, tel est le dilemme impitoyable. Il est juste de tous
points,

Les questions accessoires sont aussi indiquées en passant. On
distingue l'acide arsénieux sublimé ou sublimat et le sulfure
rouge ou réalgar ; on ne les délivre que par ordre de l'autorité
et pour l'usage de la médecine chirurgicale et vétérinaire.

Ce qui paraît le plus imparfait au premier abord, dans ce rapport, est sans contredit le mode de préparation. Pour bien saisir
le sens des explications de nos experts, il faut se rappeler que les
alchimistes et les vieux chimistes, ont nommé chaux et soufres,
d'autres substances que celles que nous désignons maintenant
par ces mots, Il est probable par exemple, que le mot soufre indique ici, une des pyrites, ou un des sulfures dont on obtient si
facilement l'arsénic. L'adjonction du vert-de-gris, utile peut-
être, est surtout le résultat d'une erreur singulière : on pensait
augmenter l'action du poison qu'on préparait en y ajoutant un

corps dont les effets nuisibles étaient déjà connus. Quant à l'eau qui consumerait une lame d'acier, il s'agit sans doute de quelque chlorure ou sel acide, agissant par voie de substitution.

Il y a dans tout cela une netteté de réponses, fortuite peut-être, mais éloignant toute idée d'ignorance. Fortuit ou non, il y a là un savoir bien supérieur à quelques rapports d'autopsie bien connus, des XVIe et XVIIe siècles. Une chose enfin, digne encore d'être notée dans les deux affaires rapportées ci-dessus, c'est l'absence des médecins. Ce serait à supposer qu'ils n'avaient pas encore acquis la prépondérance omnipotente dont ils usèrent et abusèrent si souvent dans la suite.

L'histoire de Charles II de Navarre est, on le sait, remplie de ces accusations d'empoisonnement. J'en citerai encore quelques-unes, dont la suivante nous intéresse surtout en ce que la sub-stance employée fut probablement une préparation mercurielle. C'est au moins ce qu'indiquent les symptômes qui se manifes-tèrent sur la victime, Charles V, roi de France, l'ami d'abord, puis ensuite l'ennemi irréconciliable de l'ambitieux navarrois. Elle se trouve mentionnée plus ou moins bien, dans différents histo-riens, mais André Favyn, dans son *Histoire de Navarre* (in-fo) (1), ne paraît pas douter de son authenticité ; et ce qu'on sait de la débile santé de Charles V, lui donne une grande apparence d'exactitude. « Charles (de Navarre) dit Favyn, fâché du rebut du « Dauphin son beau-frère (depuis Charles V), résolut de s'en « déffaire par poison, qui lui fait donner sur sa viande : le poi- « son fut si violent que le poil et les ongles des pieds et des « mains du Dauphin en tombèrent et devint aussi sec et des- « charné qu'un skelette. Charles IV, empereur de Luxembourg, « son oncle maternel lui envoya un médecin alemand qui remit « le Dauphin en convalescence, pour le maintenir en laquele, « il lui fit un cautère au bras gauche, par lequel le poison

_____

(1) Page 435.

« s'escouloit, lui en chargéant de l'entretenir ouvert, et que lors
« qu'il ne suinteroit plus, qu'il se pourrait asseurément préparer
« à la mort. »

Dans les pièces du procès qui fut intenté à Jacques de Rues,
chambellan du roi de Navarre, on retrouve aussi plusieurs fois
l'intention de faire empoisonner le roi de France (1). C'était
l'idée fixe de Charles le Mauvais ; il ne l'abandonna qu'avec la
vie. Si je n'ai jamais trouvé les apothicaires mêlés comme complices à toutes ces infamies, voici un trait qui annonce que les
médecins n'entendaient pas davantage prêter les mains aux crimes du roi de Navarre ; il prouve aussi qu'il ne faisait pas bon
recevoir ses confidences et repousser ensuite ses avances.

Jacques de Rues interrogé sur ces menées, déclara ce qui suit :
« Environ a V iij ans, ledit roi de Navarre print et retint avec-
« ques lui un Phisicien qui demeurait à l'Estelle en Navarre,
« bel homme et joine (jeune) et très-grant clerc et soutil, ap-
« pelé maître Angel, né du pays de Chippre, et lui fist moult de
« biens, et lui parla entre les autres choses de empoisonner le
« roy de France, en disant que c'estoit l'omme du monde que il
« haïoit le plus et lui dist que si il le povoit faire, il lui en seroit
« bien tenuz et lui recompenseroit bien ; et tant fist que ledit
« Phisicien lui octroya de le faire, et devoit estre fait par boire
« ou par mengier et devoit ledit Phisicien venir en France pour
« ce exécuter et pensoit ledit roy de Navarre que le roy de
« de France preist plaisir en lui, pour ce que il parloit bel latin
« estoit moult argumentatif, et que pour ce eust souvent entrée
« devers lui, parquoy eust oportunité de faire son fait ; et ledit
« roy de Navarre qui avoit grant désir à ce que la besoigne s'a-
« vançast, le pressa moult du faire ; et quant ledit Phisicien se vit
« ainsi pressié si qu'il convenait qu'il le feist ou se partoist de

---

(1) Sccousse, Loc. cit.

« sa compoingnie, il s'en ala et s'en parti ; ne oncques puis ne
« fu devers lui et a bien V ij ans ou environ qu'il s'en
« parti ; et tenoit l'en en Navarre, qu'il estoit naïez en la mer ;
» et ce sçait ledit Jacquet, parce que ledit roy de Navarre meisme
« le lui dit. «

Voilà ce qu'on gagnait à être trop dans les confidences de
Charles le Mauvais. La suite de la déposition de Jacques de Rues,
nous révèle encore d'autres projets d'empoisonnement et de
meurtre, qui ne touchent plus ni à la médecine ni à la pharmacie.
Ils intéressent simplement l'histoire d'une époque assez peu morale et la mémoire du roi de Navarre ; je ne veux me charger de
défendre ni l'une ni l'autre : la tâche serait souvent trop ardue.
Il me suffit d'y avoir puisé quelques traits précieux. Ils témoi-
gnent hautement d'une instruction avancée, chez les apothicaires
du XIVᵉ siècle, qu'on nous peignait jusqu'ici comme d'obscurs
marchands ; de plus ils nous révèlent certaines particularités professionnelles dont la place était marquée d'avance dans ce travail.

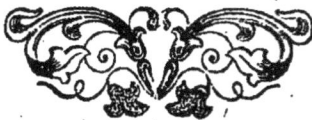

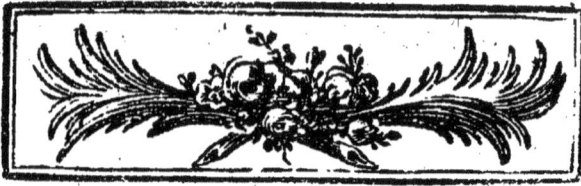

CHAPITRE XI

LA CORPORATION DES APOTHICAIRES :

SES PRÉROGATIVES, SES FASTES POLITIQUES ;

SON ORGANISATION APRÈS LE XVIᵉ SIÈCLE ;

HOUEL ET LE JARDIN DES APOTHICAIRES.

Nous avons assisté aux développements des humbles origines de la Pharmacie, comme métier, et d'étape en étape, nous arrivons à une période nouvelle où elle possède enfin une existence définie et légale. Les législateurs ont dû reconnaître son importance ; tous l'ont déclarée un art utile et l'ont placée dans une situation de plus en plus digne de son objet : elle est loin de son but encore, mais elle y marche d'un pas sûr, quoique lent.

L'ordonnance de Louis XII, de 1514, est rendue : elle inaugure une ère nouvelle et dans toute la France, les Apothicaires-Epiciers sont constitués en corporations importantes, gouvernées par des statuts intérieurs. Elles seront successivement confirmées dans leurs priviléges, par des lettres royaux ou des **arrêts de**

Parlements ayant force de réglement. Le moment est donc venu d'examiner cette ancienne organisation et de voir comment fonctionne une sorte d'association qui ne relèverait que de la loi et d'elle-même, si de nombreuses causes de discorde ne fermentaient à chaque instant dans son sein. Je prendrai pour type le plus connu, parce qu'il est le plus en vue, la première corporation du royaume, celle de Paris. Mais fidèle à l'idée suivie jusqu'ici, je noterai quand la remarque offrira quelque intérêt, tout ce qui touche à la vie particulière des corporations des grandes villes de France.

Toute cette organisation découle désormais de l'ordonnance de Louis XII ; je me dispenserai de l'analyser : en traçant minutieusement le fonctionnement de la corporation, je montrerai par cela même, ce que fut cette ordonnance. Au fur et à mesure qu'il y sera apporté quelques modifications, je les signalerai ; mais on n'oubliera pas que tout le fond de notre législation ancienne date de 1514. Il existe bien une autre ordonnance de 1579, réglant l'exercice de la Médecine, de la Chirurgie et de l'Apothicairerie ; mais je n'en connais pas la substance.

On l'a vu, l'Italie méridionale, depuis le XIe ou le XIIe siècle, était dotée d'institutions solides, fortement établies et pour l'époque, donnant à la société des garanties suffisantes. La Pharmacie y était bien soumise à la toute-puissance médicale ; il ne faut ni s'en étonner, ni s'en plaindre : c'était dans l'esprit et dans la logique des choses. Issue de la médecine dont elle n'est qu'une forme particulière, tant qu'elle n'eut pas conquis par le travail et l'étude, le droit au respect, à l'estime de la société et des médecins eux-mêmes, la pharmacie dut accepter et subir ce lourd patronage comme une nécessité.

D'autres états que l'Italie avaient aussi de sages réglements ; Gaspard Bauhin, médecin et surtout botaniste distingué, avait rédigé pour le duché de Wurtemberg, des dispositions très-convenables, et surtout plus honorables pour le corps pharmaceutique, que les dures lois édictées à la prière ou sur les remontrances des médecins de la Faculté de Paris. Il y disait dans ses considérations : « Le médecin, ès choses externes, nonobstant « qu'il entende la chirurgie et la pharmacie se servira des chi-« rurgiens et des apothicaires comme compagnons et amis, « n'usurpant sur leur état, si ce n'est par grande nécessité. « Quand le médecin sera aux champs, il prendra les drogues « dont il aura besoin chez les apothicaires, sans acheter drogues « particulières à soi ou en faire son profit et trafic, laissant au « reste à tous les malades, tant des champs que de la ville, leur « franche volonté de se servir de tel apothicaire ou chirurgien « qu'il leur plaira. » Il défendait aux apothicaires, comme en France, de faire aucune composition importante, qu'elle ne fut dispensée en présence des médecins qui en soussignaient la description, la visitation et en cotaient la date et la quantité (1).

Au XVe siècle, les apothicaires étaient compris, dans l'organisation du corps des Marchands de la ville de Paris, dans la corporation des Apothicaires-Epiciers-Droguistes. Comme tels, ils faisaient partie, avec les Drapiers, les Merciers, Pelletiers, Bonnetiers et Orfèvres, des six grands corps des Marchands. Ils pouvaient prétendre aux charges municipales de Consuls et d'Echevins, et les membres de la corporation y furent souvent appelés.

Parmi les bourgeois qui assistaient Etienne Marcel dans sa tentative prématurée de réforme gouvernementale, de 1356 à 1358, réforme diversement appréciée suivant les historiens, se trouvait un Pierre Gille, qualifié simplement du titre d'épicier. Il fut envoyé avec quelques centaines de parisiens, pour aider les gens de Meaux à s'emparer du *Marché de Meaux*, forteresse bâtie

---

(1) Moreau de la Sarthe : *Encycl. méth.*

dans une île, qui commandait le cours de la Marne et empêchait
le ravitaillement de Paris, par la haute Seine (1). Il échoua dans
cette entreprise, et fut décapité le 4 août 1358, aux halles, à la
suite de l'assassinat de Marcel et de l'entrée à Paris, du dauphin
Charles.

En 1415, sous Charles VI, il y avait parmi les échevins, un
Jehan du Pré, du parti des *Bandez*, nom que prenaient les par-
tisans du comte d'Armagnac. Il est désigné comme Pierre Gille,
par le titre d'épicier ; mais les apothicaires n'ayant été reconnus
officiellement que bien plus tard, il est probable que tous deux
étaient Epiciers-Apothicaires. Jehan du Pré resta en charge jusqu'en août 1416. Il fut sans doute chassé alors, par le parti bour-
guignon redevenu maître de Paris (2).

Le 14 septembre 1467, les épiciers-apothicaires étaient à la
« montre » ou revue que Louis XI avait ordonnée, des milices
parisiennes armées contre Charles de Bourgogne. Ils formaient à
eux seuls, dans cette armée de gens de métiers, la 48ᵉ compagnie.

En 1662, Nicolas Souplet, apothicaire, était échevin (3). Il
avait été quartenier de Saint-Merry, de 1648 à 1652, c'est-à-dire
pendant la période la plus tourmentée de la Fronde (4). Dans la
liste connue des Echevins de la ville de Paris, la plupart ne sont
désignés par aucune autre qualité que celle de marchand.

Lorsque le 27 juin 1629 (5), l'Hôtel-de-Ville concéda des armoiries à quatre des corps des marchands, les considérants de
cette concession furent particulièrement honorables pour les apothicaires : « Et aussi qu'il est notoire que plusieurs marchands

---

(1) *Chroniques du temps de Charles V.*   Henri Martin, Perreus, *Etienne Marcel.*
(2) Lazare : *Dictionnaire des rues de Paris.*
(3) Piganiol de la Force : *Hist. de Paris*, T. VIII.
(4) *Regist. de l'Hôt. de Ville, pendant la Fronde.*
(5) Sauval : *Antiquités de Paris.*

« Epiciers-Apothicaires de cette ville, pour avoir mérité du pu-
« blic en leur trafic de la marchandise, ont été pris et tirés du-
« dit corps et appellés esdites charges d'échevins, juges, consuls,
« gardes et receveurs généraux des pauvres, dont ils se sont di-
« gnement acquittés. » Les armoiries données aux apothicaires,
conformes à la première vignette publiée par le dr Philippe, sont :
Coupé d'or et d'azur, sur l'azur, à la main d'argent tenant des
balances d'or, et sur l'or, deux nefs de gueule flottantes, aux
bannières de France, accompagné de deux étoiles à cinq pointes
de gueule avec la devise en haut de l'écu : *Lances et pondera
servant*. La seconde vignette du dr Philippe est fautive, en ce que
les bannières de France sont remplacées par deux banderoles
de gueule : il y a de plus une étoile sur l'azur, cantonnée à sé-
nestre, qui ne doit pas exister.

Enfin pour résumer ce tableau des fastes politiques et sociaux
des anciens apothicaires, nous apprenons par un petit écrit sati-
rique, très-important pour l'histoire privée des XVIe et XVIIe
siècles, *les Caquets de l'accouchée* (1), que les fils d'apothicaires
pouvaient prétendre aux charges de Conseiller au Parlement,
non pas toutefois sans résistance de la part des membres de ce
corps privilégié : « Ne savez-vous pas, dit une visiteuse, qu'à
« Saint-Germain, un apothicaire a laissé des moyens suffisam-
« ment à son fils, pour avoir un office de payeur qui vaut huit
« mil escus et plus. Mais qui vous dirait qu'ils font aujourd'hu¡
» leurs enfants conseillers à la cour, dont y a un grand bruict
« entre Messieurs du Parlement, qui ne les veulent recevoir à
« cause de la qualité ? Mais il y a bon remède à cela ; c'est qu'ils
« se font recevoir au Parlement de Bretagne, le plus proprement
« du monde. »

_____

(1) Troisième journée.

9

Au demeurant, et considérés comme fraction de la bourgeoisie marchande, ces apothicaires-épiciers formaient une corporation importante parmi les métiers. Voyons ce qu'était cette corporation dans son administration intérieure:

Comme toutes les corporations, elle avait dû, dans le douzième siècle, s'adjoindre d'autres métiers, pour former un noyau un peu considérable de maîtres, et elle comprenait alors, les sauciers et les chandelliers. Mais la population de Paris augmentant, les métiers devinrent plus nombreux et dès 1394, les sauciers furent séparés pour former la corporation des sauciers-vinaigriers. Les chandelliers en firent autant en 1450, et la corporation ne se trouva plus composée que des seuls Epiciers, Apothicaires et Droguistes (1).

Elle avait à sa tête trois Gardes Apothicaires et trois Gardes Epiciers, renouvelables par fraction. Tous les ans, le jour de la Saint-Nicolas leur patron, les vingt-quatre électeurs des Apothicaires et les quarante-huit électeurs des Epiciers, désignés d'ailleurs par les six Gardes en exercice, se réunissaient en s'adjoignant tous les membres de la Compagnie ayant passé les charges. Ils prêtaient serment en présence du Lieutenant civil et du Procureur au Châtelet et procédaient ensuite à la nomination de deux gardes, l'un épicier et l'autre apothicaire, qui entraient aussitôt en fonction. C'était comme on voit le système du renouvellement partiel.

Les six Gardes en fonction, comme dans toutes les autres corporations, avaient des attributions étendues. Ils étaient tenus à visiter trois fois par an, les boutiques de leurs confrères de Paris et de la banlieue. Ils veillaient avec le soin jaloux qu'ont montré tous les anciens corps de métiers, à ce qu'aucun des deux autres états n'empiétât sur les droits de l'autre. Aussi, Epiciers et Apo-

---

(1) V. Savary : *Supplément.*

thicaires avaient-ils souvent des procès de priviléges ou de préséance ; c'était d'ailleurs le beau temps de ces grandes querelles
chroniques; des docteurs de la Faculté et des confrères de
Saint-Côme. Ils veillaient en outre à l'exactitude des poids et mesures, dans toutes les boutiques des marchands et artisans de
Paris, « *avoir de poids* » suivant l'expression consacrée. Ils
étaient depuis un temps immémorial, dépositaires de l'étalon
royal, qu'on vérifiait tous les six ans, à la Monnaie (1). Avant
1434, pour le noter en passant, les « *Poids le Roy*, » étaient de
caillou, des oursins fossiles, comme on peut se rappeler en avoir
vu servir au pesage, il y a trente ou quarante ans. Après 1434,
l'étalon fut fait en cuivre. Tant que la distinction ne fut pas
complète entre l'épicier et l'apothicaire, c'est-à-dire jusqu'en
1484, les peseurs du Poids de la rue des Lombards étaient
des Gardes-Épiciers ; mais quand les Apothicaires eurent pris le
premier rang, les peseurs furent toujours pris parmi les Gardes-
Apothicaires (2). C'est en mémoire de ce privilège que la Corporation portait pour devise, au-dessus de ses armoiries : *Lancés
et pondera servant.* Elle le conserva jusqu'en 1776, où l'ordonnance de Louis XVI, en supprimant les jurandes, le lui en-
leva du même coup. Mais les apothicaires conservèrent pour eux,
le droit de vérifier les poids et mesures chez leurs confrères.

Jusqu'en 1622, la visite des pharmacies se faisait par les seuls
gardes-apothicaires ; mais c'était contre les règlements. Un arrêt
du Parlement de 1597, rappelait que les visites des apothicaires-
épiciers-droguistes, devaient être faites par les médecins de la
Faculté, assistés des gardes-apothicaires. Une sentence du Châtelet de 1710, rappela cet arrêt et ordonna que les deux visites
annuelles seraient faites : la première le lendemain de la mi-carême,

----

(1) Félibien : *Histoire de Paris*, T. II.

(2) Sur toute cette question, v. Sauval : loc cit.

et la seconde le lendemain de la mi-août, et que procès-verbal serait dressé du résultat de la visite. En 1536, en 1557 et en 1564, le Parlement de Toulouse avait déjà rappelé ce devoir et enjoint de détruire et brûler toutes les drogues altérées ou de mauvaise qualité.

Mais en 1622, dans le plein de la querelle suscitée par l'antimoine et le Médecin Charitable, la Faculté tint à exercer rigoureusement ses droits. Les gardes-apothicaires se soumirent et désormais se firent accompagner par deux docteurs en médecine, professeurs en pharmacie : un pour la rive droite et l'autre pour la rive gauche.

Un arrêt de 1536, montre quelles entraves le pouvoir ecclésiastique mettait souvent sous l'ancienne monarchie, à la régularité des rouages des pouvoirs publics et, dans l'espèce, à la sage administration intérieure d'une corporation. Cet arrêt est long et instructif. Il tranchait en partie un différend élevé à l'occasion de la prétention des religieux de l'abbaye de Sainte-Geneviève, qui voulaient exercer seuls, d'après leurs bulles et privilèges, la surveillance et la visitation des apothicaires et épiciers établis dans la mouvance du monastère. Ils protestaient en conséquence contre les visites faites par les gardes et les médecins de la Faculté. L'arrêt leur donna presque gain de cause, puisqu'ils obtinrent de faire accompagner les visiteurs par un commissaire délégué des génovefains (1).

Le siège de la Communauté, établi d'abord dans l'église de l'hôpital Sainte-Catherine, fut transféré en 1546, à la chapelle de Notre-Dame; puis, en 1572, au chœur de l'église Sainte-Opportune; puis enfin au maître-autel des Grands-Augustins.

Voilà, par le menu, ce qui regardait les règlements intérieurs de la corporation. Il reste à dire maintenant par quelles épreuves

_____

(1) De Lamarre : *Traité de la Police.*

on arrivait à pouvoir en faire partie. L'aspirant apothicaire était soumis, depuis l'ordonnance de 1484, à dix années de stage avant d'être admis à se présenter à la maîtrise ; les épiciers ne faisaient que six ans. Mais, tandis que ceux-ci faisaient leur chef-d'œuvre devant les gardes réunis de la corporation, ceux-là avaient le privilège de n'être examinés que par les gardes, les maîtres apothicaires et les professeurs en pharmacie, docteurs-régents de la Faculté de médecine (1).

L'aspirant, une fois ses dix années de stage accomplies, avait trois épreuves à subir. La première consistait en un interrogatoire de trois heures (nos pères étaient plus grands parleurs que nous) par les gardes assistés de neuf maîtres désignés, les deux professeurs docteurs-régents, et en présence de tous les maîtres réunis. La deuxième épreuve, dite *Acte des herbes*, était une reconnaissance de toutes les substances médicinales connues. La troisième épreuve enfin, nommée le *Chef-d'œuvre*, consistait dans la confection de cinq préparations importantes.

Celui qui avait satisfait à ces trois épreuves, prêtait alors devant le Procureur du Châtelet l'antique serment de l'apothicaire, bon chrétien et craignant Dieu ; j'y reviendrai tout-à-l'heure. Lorsque la Faculté eut publié son premier Codex, en 1637, les apothicaires furent naturellement tenus, par le serment, d'avoir dans leurs boutiques toutes les substances ou préparations qui y étaient inscrites.

Ces substances, par une prévoyance des plus sages, copiée du reste sur les institutions napolitaines, étaient déposées à leur entrée dans Paris, pendant vingt-quatre heures au moins, au bureau de la Communauté, au cloître Sainte-Opportune. Les gardes les examinaient scrupuleusement, et c'était seulement après un avis favorable qu'elles étaient livrées aux détaillants. Si quelques dif-

(1) Félibien et de Lamarre.

ficultés relatives à cette mesure s'élevaient entre les maîtres, un tribunal spécial composé des anciens, était chargé de les juger. Toute la droguerie, même celle destinée à des particuliers, était forcément soumise à l'examen du bureau des Apothicaires et à cette fin, y était déposée comme celle destinée à être vendue.

Cette organisation, comme on le voit, laissait peu de chose à désirer, eu égard au temps. C'était le résultat des prescriptions des anciens édits, fondues dans les ordonnances de Louis XII et de François Ier. La sécurité publique et l'honnêteté du commerce y trouvaient leur compte, et plus d'un droguiste aujourd'hui en serait souvent gêné.

Parmi les nombreuses ordonnances de Louis XIV, on en trouverait bien quelques-unes qui intéresseraient la corporation, car vers 1690, il avait attaqué le principe électif des corps de métiers : Colbert était mort et l'industrie subissait un premier assaut; on allait la ruiner, ainsi que les finances et l'agriculture. Quoiqu'il en soit, la corporation réunie des Apothicaires-Épiciers-Droguistes subsista jusqu'en 1777, où l'ordonnance de Louis XVI les sépara à toujours pour créer le Collège de Pharmacie. L'ordonnance porte cette mention, qui rendait enfin justice à la pharmacie en la déclarant « *une branche de la médecine qui exige des études et des connaissances approfondies.* »

Jusqu'à ce moment, l'apothicaire n'eût d'autres moyens de s'instruire que son initiative personnelle. Tout le système d'enseignement pour les apprentis, consistait en deux lectures par semaine faites au bureau de la Communauté, et l'examen des substances qui y étaient sans cesse déposées et exposées. Je ne crois pas qu'ils aient eu un libre accès aux cours de pharmacie professés en latin par les docteurs de la Faculté. Le Jardin des Apothicaires, fondé en 1576, par Nicolas Houel, au faubourg Saint-Marcel, et qui est devenu notre École de Pharmacie actuelle, leur aurait été d'un grand secours si la possession ne leur en avait pas été si souvent disputée. Ce furent tour à tour, l'archevêque de Paris, puis l'autorité laïque, puis l'Université poussée par la Faculté elle-même, et enfin la fraction épicière de la corporation. Il fallut cent ans pour qu'on s'aperçut de l'utilité de cet établissement et qu'on en laissât les apothicaires de Paris, jouir en paisibles possesseurs. En revanche, le Collège de Pharmacie fut le seul établissement scientifique qui fut épargné par la Révolution, dans la proscription des Écoles, Facultés et Académies. Les maîtres purent continuer à se réunir, soit pour se rendre utile à la France envahie de toute part, soit simplement pour y enseigner et y faire les réceptions.

Enfin, avant de quitter la corporation et le Jardin des Apothicaires, je dois dire que son fondateur, Nicolas Houel, est peut-être le premier pharmacien qui ait écrit sur son art. Il était instruit, si l'on en juge par ses écrits. Il a laissé un *Traité de la Peste* (1573), et deux autres sur la Thériaque et le Mithridate. Ce qui est plus curieux, bien qu'inconnu quant au fond et à la forme, c'est que la Bibliothèque possède de lui, en manuscrit, une *Histoire de la reine Artémise*, allusion aux vicissitudes de la vie de Catherine de Médicis ; une *Histoire de la plate Peinture*, qui serait intéressante à consulter, et enfin une *Histoire des Français*. L'homme qui a fait tout cela n'était certainement pas le premier venu.

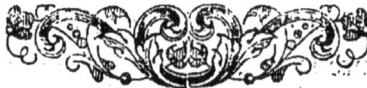

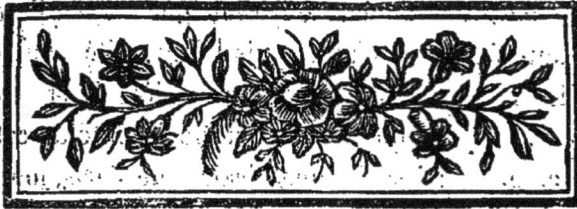

CHAPITRE XII

Nous voici arrivés à ce fameux Serment des Apothicaires qu'on exigeait à la fin de la troisième épreuve ; sorte de parole fatidique qui ouvrait seule les portes de la maîtrise et de la corporation. Il mérite, quoiqu'on en pense, un examen sérieux. Il est rapporté dans plusieurs auteurs : il est surtout dans Brice Bauderon et c'est de lui qu'on a pris la formule du *bon Apothicaire chrétien et craignant Dieu*. D'abord, on s'est mépris sur le sens de cette addition relativement récente ; Brice Bauderon entendait par là, que pour prêter et tenir efficacement ce serment, il ne suffisait pas seulement d'être chrétien, mais encore de craindre Dieu. Aujourd'hui, nous dirions simplement, du pharmacien honnête homme. Il y a là aussi, comme la préoccupation souvent affichée, d'empêcher les hérétiques de pénétrer dans la communauté.

Ce serment que mon honoré maître, M. Guibourt, trouvait plus digne de figurer dans une comédie de Molière, que dans un livre sérieux (1) et que tout le monde sur la foi de je ne sais qui, trouve du dernier ridicule, ne mérite pourtant « ni cet excès d'offense, ni cette indignité ». M. E. Renan essaya un jour, après Cardan, de réhabiliter en partie la mémoire de Néron ; un allemand vient de renverser presque tout l'échaffaudage d'atrocités dont les chroniqueurs et les romanciers ont chargé celle de Lucrèce Borgia. J'espère, *si parva licet componere magnis*, être plus heureux dans ma modeste tâche et démontrer que ce pauvre serment tant conspué, n'est peut-être pas aussi bête qu'il en a l'air.

Et d'abord, ce serment est-il une œuvre originale ? Qui a eu l'idée première de sa rédaction ? Est-il seulement aussi vieux que les prérogatives de la Faculté ? A-t-il été rédigé et imposé par quelque vieux maître *in artibus et medicinâ ?* Toutes ces questions sont faciles à résoudre. Il n'est pas douteux que la Faculté a imposé ce serment, mais elle ne l'a pas inventé ; ce n'est qu'un pastiche pillé dans les œuvres hippocratiques et arrangé au mieux des intentions des docteurs-régents : c'est le *Serment d'Hippocrate* défiguré, mais non méconnaissable. La vieille Faculté comme la nouvelle, était érudite ; elle savait sur le bout du doigt toute cette œuvre hippocratique, qui, avec celle de Galien, était son évangile et tout son bagage scientifique. C'est là qu'elle a pris le serment dont elle a fait le *Serment des Apothicaires.*

Le Serment n'est pas d'Hippocrate, mais il appartient à son époque. Il ne saurait entrer dans le plan de ce travail, d'en discuter l'âge et la valeur. Ce qu'il importe de montrer, c'est qu'il est un fragment très-précieux, concernant la médecine dans l'antiquité. C'est une œuvre sérieuse et morale et elle a inspiré à

(1) Préface de la *Pharmacopée raisonnée.*

M. Littré des réflexions élevées autant qu'érudites. Je ne comprends donc pas qu'on répète à satiété, depuis longtemps, que le serment des apothicaires, qui n'est que ce serment revêtu de formes modernes, soit une chose si ridicule.

Je mets ici, en regard l'un de l'autre, ces deux serments : On va voir qu'à part quelques changements et additions, indispensables au but qu'on se proposait, l'auteur du second n'a fait preuve ni d'invention, ni d'imagination : il a copié servilement et amoindri seulement, par d'égoïstes préoccupations, les formes de son modèle antique.

SERMENT D'HIPPOCRATE.

—

Je jure par Apollon médecin, par Esculape, par Hygie et Panacée, par tous les Dieux et toutes les Déesses, les prenant à témoins que je remplirai suivant mes forces et ma capacité, le serment et l'engagement suivants :

Je mettrai mon maître de médecine au même rang que les auteurs de mes jours ; je partagerai avec lui mon avoir, et, le cas échéant, je pourvoirai à ses besoins ; je tiendrai ses enfants pour des frères et s'ils désirent apprendre la médecine, je la leur enseignerai sans salaire ni engagement.

Je ferai part des préceptes, des leçons orales, et du reste

SERMENT DES APOTHICAIRES.

—

Je jure et promets devant Dieu, auteur et créateur de toutes choses, unique en essence et distingué en trois personnes éternellement bienheureuses, que j'observerai de point en point, tous les articles suivants :
Et premièrement, je jure et promets de vivre en la foi chrétienne.

Item. D'aimer et honorer mes parents le mieux qu'il me sera possible.

Item. D'honorer, respecter et faire servir en tant qu'en moi sera, non-seulement aux docteurs médecins qui m'auront instruit en la connaissance des préceptes de la pharmacie, mais aussi à mes précepteurs et maîtres pharmaciens, sous lesquels j'aurai appris mon mestier.

Item. De ne médire d'aucun de

de l'enseignement à mes fils, à ceux de mon maître, et aux disciples liés par un engagement et un serment, suivant la loi médicale, mais à nul autre.

Je dirigerai le régime des malades à leur avantage, suivant mes forces et mon jugement et je m'abstiendrai de tout mal et de toute injustice.

Je ne remettrai à personne de poison si on m'en demande, ni ne prendrai l'initiative d'une pareille suggestion ; semblablement je ne remettrai à aucune femme un pessaire abortif.

Je passerai ma vie et j'exercerai mon art dans l'innocence

mes anciens, docteurs, maîtres pharmaciens ou autres qu'ils soient.

Item. De rapporter tout ce qui me sera possible pour l'honneur, la gloire, l'ornement et la majesté de la Médecine.

Item. De n'enseigner aux idiots et ingrats les secrets et raretés d'icelle.

Item. De ne rien faire témérairement sans avis des médecins ou sous l'espérance de lucre tout seulement.

Item. De ne donner aucun médicament, purgation, aux malades affligés de quelques maladies, que premièrement je n'aie pris conseil de quelque docte médecin.

Item. De ne toucher aucunement aux parties honteuses et défendues des femmes que ce ne soit par grande nécessité ; c'est-à-dire lorsqu'il sera question d'appliquer dessus quelques remèdes.

Item. De ne découvrir à personne le secret qu'on m'aura commis.

Item. De ne donner jamais à boire aucune sorte de poison à personne et de ne conseiller jamais à aucun d'en donner non pas même à ses plus grands ennemis.

Item. De ne donner jamais à boire aucune potion abortive.

Item. De n'essayer jamais de faire

et la pureté. Je ne pratiquerai pas l'opération de la taille; je la laisserai aux gens qui s'en occupent. Dans quelque maison que j'entre, j'y entrerai pour l'utilité des malades, me préservant de tout méfait volontaire et corruption, et surtout de la séduction des femmes et des garçons libres ou esclaves. Quoi que je voie ou entende dans la société, pendant l'exercice de ma profession, je tairai ce qui n'a jamais besoin d'être divulgué, regardant la discrétion comme un devoir en pareil cas.

Si je remplis ce serment sans l'enfreindre, qu'il me soit donné de jouir heureusement de la

sortir du ventre de la mère le fruit, en quelque façon que ce soit, que ce ne soit par l'avis du médecin.

Item. D'exécuter de point en point les ordonnances des médecins, sans y ajouter ou diminuer, en tant qu'elles seront faites selon l'art.

Item. De ne me servir jamais d'aucun succédané ou substitut, sans le conseil de quelqu'autre plus docte que moi.

Item. De désavouer et fuir comme la peste la façon de pratique scandaleuse et totalement pernicieuse de laquelle se servent aujourd'hui les charlatans, les empiriques et souffleurs d'alchimie, à la grande honte des magistrats qui les tolèrent.

Item. De donner aide et secours indifféremment à tous ceux qui m'emploieront et finalement de ne

vie et de ma profession à jamais parmi les hommes ; si je le viole et que je me parjure, puissé-je avoir un sort contraire.

tenir aucune mauvaise et vieille drogue dans ma boutique.

Le Seigneur me bénisse toujours tant que j'observerai ces choses.

Voilà ces deux serments ; à part quelques transpositions et additions, qui marquent la mesquine domination et les préoccupations professionnelles de la Faculté et qu'elle jugeait nécessaires pour faire sentir sa puissance, l'un n'est que la paraphrase de l'autre. Mais combien, je l'avoue, le serment d'Hippocrate est supérieur dans la forme et dans le fond. Quelle grandeur antique ! Quelle admirable simplicité, quel sentiment du devoir absolu, dans cet engagement de veiller avant tout sur le vieux maître et sur ses enfants ! Cela rappelle cet inimitable testament où Eudamidas mourant, lègue la plus lourde charge, le soin de sa vieille mère, à son meilleur ami. Je regrette de le dire, je trouve qu'en le transformant dans le serment des apothicaires, on en a amoindri la valeur et la portée. Le rédacteur, bon catholique, membre de cette Université qui travailla au procès de Jeanne d'Arc et la condamna, aurait pu se montrer plus chrétien et, en s'oubliant un peu plus, y mettre plus de charité. Il reste à voir ce qu'il y a mis de ridicule.

Les deux préambules sont les mêmes : au lieu des dieux payens de l'Asclépiade, l'apothicaire jure par le Dieu des chrétiens et promet de vivre et mourir dans la foi chrétienne. Bien plus, il fait une déclaration de foi catholique. Aujourd'hui, avec nos mœurs, ce serment serait impossible. Mais qu'on se rappelle l'époque où on l'exigeait : au moyen-âge, à la renaissance, sous le règne des rois très-chrétiens ; dans des temps où l'on voyait renaître périodiquement, sous prétexte de religion, les édits de proscription contre la personne des Juifs et de spoliation contre leurs biens. C'était dans un pays qui entreprenait l'horrible croisade contre les Albigeois, et provoquait un concile pour y faire condamner les opinions de Wicleff ou de Jean Huss. C'était à une époque enfin, où déjà Luther et Calvin étaient nés, ou soufflaient ces idées d'indépendance et de libre pensée, auxquelles devaient obéir tant de grands esprits et plus tard les Lémery et les Charas. Qui l'imposait ce serment? l'Université, cette fille aînée des rois de France et bien plus encore de l'Église romaine, qui venait à peine de permettre aux membres de la Faculté de médecine de se marier! Il n'est donc pas étonnant que ce serment fut d'abord un acte de foi et de soumission au dogme de l'Église catholique. Il fallait préserver tout ce qui lui tenait de près ou de loin, de la contagion hérétique

Le ridicule est-il dans la promesse d'honorer toujours ses parents et ses maîtres? Rapporter tout à la gloire et à la majesté de la médecine, peut bien nous faire sourire un peu ; mais il ne faut pas oublier l'orgueil sans borne, justifié sur bien des points, de cette vieille Université si savante, si jalouse de ses prérogatives et qui ne relevait, dans le principe, que du seul roi de France. La Faculté de Médecine, la Faculté par excellence, partie importante de l'Université, avait hérité sa bonne part de cet orgueil.

Il ne faut enseigner ni les idiots, ni les ingrats, de peur qu'ils ne mésusent de leur science au détriment de la société. Quel meilleur engagement que celui de ne rien faire qu'au profit de l'art ou de la science ! S'engager à ne rien donner aux malades atteints de maladies graves, sans l'avis d'un docte médecin, c'était au moins garder par devers soi, le droit de délivrer des médicaments dans le cas d'indispositions légères. La loi de germinal nous l'a refusé ; nous ne l'avons que par tolérance. Je vois dans un mémoire du docteur Guyon, qu'à Autun les apothicaires du XVII⁰ siècle assistaient aux consultations qui intéressaient l'hygiène publique. Ils visitaient avec les médecins, et à titre de conseil, en 1627, 28 et 29, ceux qu'on croyait atteints de maladies pestilentielles ou contagieuses (1). Nous les retrouverons encore maintes fois en possession de cette tolérance de visiter les malades.

Dans le serment d'Hippocrate, on ne sait pas bien pourquoi les médecins de l'antiquité ne pratiquaient pas eux-mêmes l'opération de la taille. Dans celui des Apothicaires, on ne voit pas mieux non plus pourquoi on leur défendait de toucher aux parties génitales des femmes, ni pour quelles causes ils pouvaient les panser dans certains cas. Je crois que la raison de cette prescription est peut-être tout simplement dans l'origine ecclésiastique de la Faculté. On sait quelle sainte horreur (théologiquement) inspiraient ces parties aux théologiens. Ce n'était pas pour rien qu'ils les appelaient les parties honteuses (*pudenda*). Y toucher était une abominable souillure.

Quant au secret professionnel, nous y sommes toujours tenus et il n'y a pas beaucoup d'exemples que nous y manquions. Un arrêt du 9 juillet 1599, condamna un apothicaire pour avoir divulgué qu'un médicament délivré par lui, était destiné au traitement d'une maladie syphilitique. Cet arrêt me rappelle la note d'un pharmacien d'une ville du Cher, qui contenait la destination très-spécifiée, comme celle de M. Fleurant, de chacun des médicaments fournis par lui. La note fut portée devant le tribunal civil, qui ne vit que le côté spirituel et laissa passer l'inconvenance.

L'apothicaire jurait aussi de ne jamais empoisonner personne. Est-ce donc là, ce qui nous semble aujourd'hui si ridicule ? En ce temps-là, qui se privait d'assassiner ou d'empoisonner son ennemi ? Etait-ce un apothicaire qui avait tué le duc d'Orléans à l'entrée de la rue du Temple, ou le duc Jean de Bourgogne sur le pont de Montereau; ou le duc et le cardinal de Guise à Blois ? Etaient-ce des apothicaires qui commettaient tous ces empoison-

---

(1) Mémoires de la Société Eduenne, 1873.

nements que Froissart ou le Religieux de Saint-Denis, mettent au compte de Charles le Mauvais ou des frères de Charles V? On demandait à l'apothicaire de faire mieux et d'être plus honnête homme que tout le monde, dans un temps ou tuer et empoisonner n'étaient qu'un jeu. Je n'ai trouvé aucun exemple qu'il y ait failli. Pierre de l'Estoile rapporte dans son Journal que lorsque le maréchal de Montmorency fut arrêté (1575) et se vit retirer tous ses serviteurs, il jugea sa dernière heure venue, et dit à un de ses gardiens : « Dites à la reine que je suis bien averti de ce « qu'elle veut faire de moi : il n'y faut point tant de façons; « qu'elle m'envoie seulement l'apothicaire de M. le chancelier Birague, je prendrai tout ce qu'il me baillera. » C'est là un fait isolé et au fond ce n'est qu'un mot qui n'engage en rien l'ancienne pharmacie. Birague ou Birago, était une créature de Catherine, d'assez mauvaise réputation ; et quant à la reine, elle dut en effet, à un moment faire étrangler Montmorency et Cossé, mais elle recula devant ce crime. Glazer, professeur de chimie au Jardin du Roi fut compromis, il est vrai, dans l'affaire de la Brainvilliers et d'Exili, mais non pas comme complice, car sa bonne foi fut reconnue. Il eut seulement le tort de vendre du poison à la sombre marquise (1). Malherbe, dans une lettre de 1615 écrit à un de ses amis : « Un Simon, soldat de la citadelle d'Amiens, fut pendu « il y a douze ou quinze jours, à Amiens même, pour avoir donné « trois coups de poignard à un apothicaire qui lui avait refusé « de l'arsénic. Il fit ce coup-là, de la peur qu'il ne le découvrît. » Voilà à quoi servait le serment et nous avons aussi d'obscurs martyrs.

L'apothicaire ne devait rien changer aux formules du médecin ; c'est vrai, et il n'y aurait pas de pratique possible, s'il en était autrement. Mais encore fallait-il qu'elles n'eussent rien de

---

(1) Dumas; *Leçons de Philos. Chimique.*

contraire à l'art. Il gardait malgré sa servitude, le droit, impres-
criptible heureusement, de ne pas exécuter une ordonnance fautive qui eût pu tuer le malade. La défense des substitutions n'a
rien d'exorbitant pour qui connaît l'histoire médicale de cette
époque ; il faut seulement savoir ce que cela veut dire et peu de
personnes le savent. En effet, malgré cette défense, les substitutions étaient permises, mais elles étaient réglementées. Un article de l'arrêt de 1536, sur cette matière dit : « Et pour ce qu'en
« l'art de la médecine, *les médecins usent d'un quiproquo*, or-
« donne ladite cour que pour le bien de la chose publique et
« conservation de la santé, ladite Faculté s'assemblera pour élire
« six des plus notables d'entre les docteurs d'icelle, qui rédige-
« ront les dispensaires desdits *quiproquo*...... enjoint la cour
« aux apothicaires de s'y conformer sous peine de cent marcs
« d'argent d'amende, de la *prison* et de la *potence* et leur fait
« défense d'user d'aucun quiproquo, sinon de ceux qui leur se-
« ront ordonnés par les six docteurs, aux dispensaires dessus
« dits. » Cadet Gassicourt, dans un commentaire de cet arrêt, a
prouvé qu'il ne l'avait pas du tout compris (1). Il s'agit ici, surtout des substances que l'on pouvait substituer à d'autres dans la
confection des grandes préparations polypharmaques et que le
commerce ne procurait pas régulièrement comme aujourd'hui.
Dans ce cas, la Faculté autorisait certains succédanés, connus et
désignés d'avance, pour remplacer les substances introuvables.
Guy Patin, oubliant les origines du mot et de la chose, appelait
les apothicaires des *quiproquoqueurs*, sans se douter que l'épithète convenait bien mieux à ses collègues. Enfin, ceux qui plai-
santaient autrefois sur les quiproquos d'Apothicaire étaient tout
bonnement des ignorants : ils voulaient faire allusion à une erreur de funestes conséquences, quand il s'agissait au contraire

---

(1) *Bulletin de Pharm.*

d'une chose parfaitement connue, autorisée, ordonnée même, sous peine de la prison et de la potence.

Mais revenons au serment et dites-moi si l'on n'est pas touché de cette recommandation, où apparaît enfin le vrai sentiment chrétien, de ne refuser de secours à personne, riche ou pauvre. Nous n'y manquons guère et il y a apparence qu'on n'y manquait pas davantage dans un temps où l'on disait : « Les mires-jurés sont gens de grant estat, les pauvres gens ne sauraient comment les payer. »

Dans cette promesse qu'ils n'ont pas toujours tenue, heureusement, de fuir les Alchimistes comme la peste (1), ce que je vois de plus drôle c'est la peur affolée de la vieille Faculté catholique, de cette science nouvelle, mystérieuse et investigatrice, qui s'avance à pas de géant, malgré les persécutions et les bûchers, et va bientôt renverser de fond en comble ses vieilles théories surannées et la forcer pour sa gloire, à en réédifier de nouvelles. La Faculté érudite, mais ignorant encore ce que peuvent lui donner les sciences d'observation, ne voit que l'œuvre du démon dans celle du souffleur. Elle croit les Van-Helmont, les Basile Valentin, les Paracelse possédés du diable, armés d'un pouvoir menaçant et infernal. Elle a peur de la Chimie, comme de la circulation qui renverse la théorie des *quatre humeurs*, parce que ces choses là ne sont pas orthodoxes. Volontiers elle brûlerait Paracelse et Harvey, comme l'Université a brûlé Dolé et Berquin. Elle s'acharne avec l'énergie du désespoir, contre tous ceux qui tentent d'introduire la chimie parmi ses membres.

Thomas de Mayerne, médecin de Henri IV, de Jacques Ier et de Charles Ier, ayant adopté l'usage des préparations chimiques,

---

(1) Ceci paraît être dans le Serment, une addition plus récente que le reste. Il y a des expressions qui sont de la fin du XVIᵉ s. : *à la grande honte des magistrats qui les tolèrent.* On trouve la même expression dans Jean de Renou.

d'après le système de Paracelse et de Van-Helmont, fut expulsé de la Faculté. Par un décret spécial, la docte assemblée défendit à tous les médecins de la terre, toujours l'*ubique terrarum*, de consulter avec lui (1).

En 1624, trois physiciens-chimistes, après Gassendi, affichèrent des thèses qui sapaient la doctrine d'Aristote. Le Parlement à la requête de la Faculté de Théologie, bannit de son ressort les trois novateurs et interdit « sous peine de la vie, d'enseigner aucune maxime contre les auteurs anciens et approuvés (2). »

La Faculté, dans les sciences positives, en chimie surtout, n'a rien appris en quatre siècles. Elle n'a pas d'idées plus claires sur ce sujet qu'Abélard lui-même. Celui-ci disait, dans une dissertation sur la cause éfficiente, ce mot curieux : « Lorsque la cendre du foin est placée dans la fournaise pour être convertie en verre, c'est Dieu même qui agit secrètement sur la nature des choses par nous préparées ; et *pendant que nous ignorons la physique*, il fait une nouvelle substance. » La Faculté n'a pas même ce discernement, et volontiers encore elle serait avec les ennemis d'Abélard, suivant ce qu'il rapporte dans sa *Dialectique* : « Mes ennemis prétendent qu'il n'est pas permis à un chrétien, de traiter des choses qui n'appartiennent pas à la foi (3). » Aussi, quand Daquin fondera une chaire de chimie à Montpellier, en 1653, ce sera la cause de clabauderies sans fin, de traits acérés et d'invectives de toutes sortes contre le fondateur ; ce sera l'objet d'une réprobation presque universelle de la part de la Faculté parisienne. Il lui faudra cent ans pour se faire à l'idée de la chimie, et elle attendra jusqu'au jour où ses yeux ne pourront plus se fermer à la lumière. Quand elle sera devenue plus clairvoyante, plus ins-

---

(1) Cap : *Etude sur Paracelse.*
(2) *Mercure Français*, T. X. page 503.
(3) V. *Vie d'Abélard*, par M. de Rémusat.

truite, plus accessible enfin aux idées nouvelles, le vieux serment
des apothicaires ne subsistera plus depuis longtemps et ne sera
pas plus ridicule alors que la doctrine des quatre humeurs, des
tempéraments ou que l'Astrologie médicale. Molière aura passé
et mis les ridicules des deux professions sur la scène, et vraiment
je ne sais pas laquelle des deux il aura le plus ridiculisée. M. Reynaud l'a dit avec une rare sagacité : la Faculté sacrifiait à son
aveugle jalousie, tout ce qui se faisait en dehors d'elle ; elle proscri-
vait avec une dureté inflexible, tout ce qui n'était pas le fait de ses
membres. « Elle sacrifia la chirurgie à de mesquines colères ; elle
proscrivit la circulation du sang, parce que celle-ci venait d'Angleterre ; l'antimoine, parce qu'il venait de Montpellier ; le quinquina, parce qu'il venait d'Amérique (1). » .

Le serment des Apothicaires, pâle imitation du serment d'Hippocrate, sans avoir le grand caractère de son modèle antique, n'a
donc rien, absolument rien de ridicule. Si j'écrivais une œuvre de
récrimination, au lieu de recherches consciencieuses, je citerais
quelques traits de la réception des médecins, qui sont bien autrement burlesques : témoin la promenade du bachelier, entre
deux rangées de maîtres et de disciples, distribuant en passant une
volée de coups de poings au récipiendaire. Avant toutes choses,
les docteurs disaient dans leur serment : « Nous jurons d'abord,
et promettons solennellement, de faire nos leçons en robe longue
à grandes manches, ayant le bonnet carré sur notre tête, le rabat
au cou et la chausse d'écarlate à l'épaule. » Tout est sacrifié à la
forme. Mais quoi ! tout cela est le tableau extrêmement fidèle d'une
époque qu'il faut étudier, non avec le sourire aux lèvres, mais avec
le soin et le sérieux de l'archéologue ; ce sont des costumes dé-
modés qui ont eu leurs beaux jours et leurs succès. Quant aux

---

(1) *Les Médecins au temps de Molière.*

apothicaires, c'est la peinture d'un temps où tout le monde reconnaît une puissance supérieure devant laquelle on s'incline.
L'épicier plie, malgré qu'il en ait, devant l'apothicaire, et celui-ci
devant la Faculté ; la Faculté elle-même, reconnaît seulement l'autorité du roi et un peu celle des Parlements ; le roi ne voit au-dessus
de lui que la puissance de l'Église, qui elle par exemple, ne courbe
la tête que devant Dieu ! Mais aussi avec quelle orgueilleuse hu-
milité elle le fait ! Aujourd'hui au moins, comme tous les citoyens,
nous ne relevons plus que de la loi et de notre conscience.

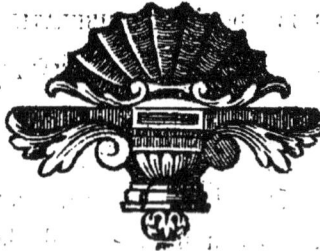

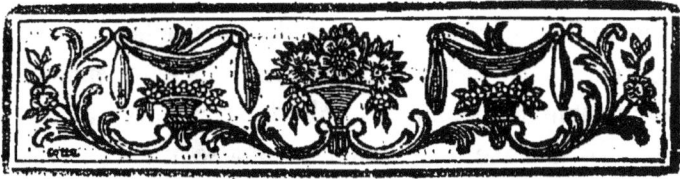

CHAPITRE XIII

LES MARCHANDS ; LES TRIBULATIONS ;

L'ANTIMOINE ; LE MÉDECIN CHARITABLE ;

GUY PATIN.

Nous venons de voir dans l'exposition des ordonnances et règlements, et de l'organisation intérieure de la corporation des apothicaires ce qu'ils étaient en droit. Il faut montrer maintenant ce qu'ils étaient en fait : c'est-à-dire, au point où nous en sommes arrivés, des bourgeois instruits, enfermés par la lettre étroite de la loi et par l'esprit des mœurs et des habitudes dans le corps des marchands. Ils s'y sentent déjà gênés ; ils ont le sentiment de leur valeur, et aspirent de tous leurs efforts à en sortir et à fournir leur contingent de savoir à la rénovation moderne.

Ils savent bien qu'ils ne sont pas maîtres de leurs mouvements ; que toute tentative d'indépendance sera sévèrement réprimée, et les fera retomber plus lourdement sous le joug. Ils connaissent le dédain qu'ils inspirent à ceux qui, devant être leurs protecteurs utiles et leurs alliés nécessaires, se sont faits leurs ennemis sans raison plausible? Aussi, n'ayant nulle bienveillance à attendre des membres de la Faculté, ils sont prêts à se réunir à quiconque luttera contre elle ou rompra ouvertement avec ses tendances séculaires.

Une observation ici peut m'être faite. Nous vous concédons, me dira-t-on, que les apothicaires de Paris et de quelques grandes villes étaient des gens instruits, méritant un peu plus de considération. Toutefois, vous serez bien forcé de reconnaître que ceux des petites villes et des campagnes étaient entièrement ignorants. Pendant que leurs confrères faisaient administrer les lavements par leurs garçons, eux, sans vergogne, ne remettaient à personne le soin de gagner leur quart d'écu, tout en vendant leur chandelle et leurs épices. — J'en conviens volontiers; seulement, il y a là une nécessité sociale et surtout des habitudes dont il faut tenir compte. La seringue à part, ne voyons-nous pas aujourd'hui des anomalies semblables? C'est parce que les malades ne peuvent se passer de secours qu'on permet aux médecins, et dans quelques cas, aux communautés religieuses, de vendre des médicaments là où il n'y a pas de pharmacien établi.

Lorsqu'on étudie la valeur d'une institution, en bonne justice on ne doit pas trop regarder en bas; c'est en haut qu'il faut voir. Quand on nous parle de l'ancienne magistrature, nous pensons à l'Hospital, à Molé, à Domat et jamais à Brid'Oison. Je pense ainsi et voilà pourquoi, parvenu au moment où les apothicaires sont plus instruits que les épiciers et tiennent à se distinguer d'eux en montrant quelle distance les sépare, mes principales préoccupations seront pour ceux qui vont devenir les pharmaciens, les créateurs de la chimie et les réformateurs de la vieille matière médicale.

Qu'avait-il donc manqué à ces pauvres apothicaires pour s'élever à la hauteur des médecins et réclamer une place honorable dans la Faculté? Était-ce l'instruction? Non! Beaucoup en avaient et savaient la *grammaire* comme les médecins, c'est-à-dire le latin et un peu de grec. Suivant les expressions de Fontenelle, Claude Bourdelin de l'Académie des Sciences, avait appris le grec et le latin « dans la vue de s'attacher à la Pharmacie et à la Chimie, qui ont fait son unique occupation pendant près de 56 ans! » Bourdelin fut apothicaire, et c'est comme chimiste que Colbert le choisit en 1666, pour faire partie de la nouvelle Académie qu'il venait de fonder (1).

Mais qu'importait au fond l'instruction de tous ces gens-là? Ils travaillaient de leurs mains !!! Et quiconque faisait œuvre manuelle ne pouvait être *maître ès-arts*. De là le dédain que les médecins témoignèrent toujours, malgré leur mérite personnel, aux barbiers et aux chirurgiens, aux Paré, aux Colot, aux Pineau, parce qu'eux aussi faisaient œuvre manuelle. Défense leur était faite de porter la robe longue, de professer en latin ou d'écrire des thèses autrement qu'en français. De là l'ignorance du commun des médecins en matière d'anatomie ; ils tiennent à l'Université et l'Université à l'Eglise : *Ecclesia abhorret a sanguine.* Guy Patin, une grande figure assurément, mais esprit trop complétement partial, portait si loin ce mépris qu'il ne nomme pas une seule fois Ambroise Paré dans ses lettres, où tant de gens sont nommés. Comment aurait-il respecté des apothicaires?

Cependant, qu'on ne s'y méprenne pas, l'assimilation de la pharmacie à d'autres professions manuelles, n'a rien d'humiliant pour qui connaît bien cette forte organisation des métiers sous l'ancienne monarchie. Avec ses nombreux défauts, elle avait un bon côté ; et les corporations comme les autres corps de l'Etat, ont fourni aussi une longue liste d'illustrations.

---

(1) 1620-99 : *Éloges* de Fontenelle.

Forcé par la délimitation des classes de la société, par l'usage et le préjugé à rester enfermé dans sa sphère originelle, le bourgeois ou le marchand y devenait bien souvent un homme supérieur. Riche la plupart du temps, il était porté par goût à acquérir une instruction élevée qui le plaçait parfois bien au-dessus de certaines gens de la noblesse. On en pourrait citer mille exemples. Ce sont les membres des corporations qui, avec Etienne Marcel, ont essayé au XIVe siècle d'introduire chez nous le régime parlementaire à la place du droit féodal ; il ne manquait pas parmi eux de gens d'un grand mérite. Ce sont les gens de métiers, des Flandres qui ont conquis, à la même époque, avec les Artevelde, les Van des Bosche, les franchises municipales des villes de Lille, Bruges, Gand, etc. Et quand leurs nobles voulaient prétendre aux emplois municipaux, ils étaient obligés de se faire agréer au nombre des membres des métiers.

Si Jacques Cœur, en plein XVe siècle, avait eu un maître plus intelligent que le soupçonneux Charles VII, nul doute que le drapier-argentier de Bourges ne fût parvenu à ruiner, à notre profit, le commerce de Gênes et de Venise dans le Levant et dans toute la Méditerranée, comme ses conseils et ses trésors achevèrent de renverser la domination anglaise en France. C'était un marchand ; les barons et les hauts dignitaires de Charles VII, ne souffrirent pas qu'un vilain eût des vues plus étendues que les leurs et les fit triompher. Ils préférèrent le perdre !

Sans les nommer tous, ces marchands ! plus tard, n'était-ce pas un drapier, ce Compain, un des chefs de la Ligue, envoyé comme député aux États de Blois ? Sa cause était mauvaise, je l'avoue, mais enfin on dépense quelquefois beaucoup d'intelligence à servir une mauvaise cause. De même, ce Barthélemy Laffemas qui devint contrôleur général du commerce sous Henri IV, après avoir commencé par être un simple tailleur de la petite cour de Béarn. Nous lui devons la culture du mûrier et notre industrie de la soierie. Il s'en fallut de bien peu qu'il ne réformât, dès le XVIIe siècle, les poids et mesures au point de vue de l'uniformité. Et Molière? Oui, Molière lui-même! ce grand moqueur des médecins et des apothicaires, ce fils d'un marchand tapissier de la rue Saint-Honoré qui, pour obtenir la survivance de la place de valet de chambre de Louis XIV, dût apprendre et exercer le métier du bonhomme Poquelin, n'appartenait-il pas au corps des marchands?

Dire que l'apothicaire de l'ancienne société, n'était qu'un marchand, n'est donc pas lui faire une grande injure. Souvent, ces marchands se nomment Glazer, Glauber, Kunkel, Cluzel, Lémery, Geoffroy, Scheele, etc. Plusieurs d'entre eux ont brillé dans l'ancienne Académie des Sciences : Ch. Bourdelin, Poli, Lémery, Bolduc, comme leurs successeurs prirent une place honorable dans la réorganisation de l'Institut.

Enfin, malgré leur serment et le vasselage dans lequel les tenait la Faculté de médecine, tout allait assez bien dans notre corporation des apothicaires. Les études étaient devenues plus sérieuses; ils écrivaient leurs livres eux-mêmes, traduisaient ou commentaient ceux des médecins-pharmaciens, et, au mépris de leur serment (qui oserait les en blâmer?), ils préparaient les voies à la vraie chimie. Ils découvraient le Kermès, le Sulfate de soude, le Calomel, le Sulfate de potasse, le Phosphore des os, et mettaient un peu d'ordre dans les manipulations chimiques. Ils travaillaient aussi pour la médecine proprement dîte, car l'apothicaire Cl. Bourdelin, avant Dodart, avait déjà tenté de réagir contre la saignée immodérée et guérissait tout aussi bien les malades qui le consultaient, que beaucoup de médecins de la Faculté dont la lancette était la panacée suprême. Ils n'abandonnaient pas encore leur incroyable pharmacie galénique et polypharmaque, qui faisait toujours le bonheur de la médecine et de tous les médecins.

A certains moments, on dirait que la paix règne entre les aiverses professions médicales et l'arrêt du Parlement du 1er août 1556, semble régler entre elles les rapports les plus courtois. Il dit que les médecins, chirurgiens et apothicaires devront « s'assembler aux quatre termes de l'an, à chacun terme trois jours, à sçavoir les mercredy, vendredy et samedy consécutivement, ès écoles de médecine et aviser entre eux à ce qui sera bon et salutaire pour le peuple ; à ce que les pauvres puissent être aidez et secourus en leurs maladies, à prix et à frais modérés, leur ordonnant et baillant médecines salutaires et profitables, s'enquérant diligemment si les apothicaires, épiciers et herboristes sont fournis suffisamment de ce qui appartient, pour les fournitures de la ville.... Aviser du temps et des maladies courantes pour l'année, pour, selon la disposition d'icelle, aviser et arbitrer en commun, des remèdes propres et convenables à la guérison desdites maladies. » Vaine chimère ! Malgré ces sages règlements et ces bonnes dispositions apparentes, ce n'était là, on va le voir, qu'une sorte de *paix boiteuse et mal assise.*

De temps en temps surgissait quelque querelle entre les apothicaires et le corps des épiciers, soit sur la préséance, soit sur l'exercice du métier : par exemple, pour savoir qui tiendrait la droite ou la gauche dans le chœur de Sainte-Opportune. La difficulté se terminait toujours par une décision du Châtelet ou du Parlement. De 1629 à 1632, ce ne furent qu'arrêts et sentences, dont tout l'effet ne réussit pas même à établir un instant d'accord. En 1634, autre transaction amiable qui n'eut pas plus de succès. Ou bien encore, autre souci, les médecins eux-mêmes, rappelaient les apothicaires à l'observation plus exacte des règlements en vigueur. C'est ainsi, l'exemple est un peu plus vieux, que la faculté tacite ou l'abus de délivrer des médicaments dans les cas ordinaires sans avis du médecin, fut interdite par une sentence du Parlement de Poitiers, rendue en 1595, contre les apothicaires de cette ville.

Tout allait bien ! mais un jour, au milieu du corps médical, se
dressa la question de l'antimoine ! Et voilà la guerre allumée !
Guerre acharnée, sans merci, dans laquelle la Faculté perdit une
partie de son autorité, et la corporation ne récolta que déboires
et humiliations. Il n'est sorte de taquineries, de mesquineries,
que les membres de la Faculté ne dirigeassent chaque jour contre
les malheureux apothicaires.

Une des plus sensibles, c'était un pacte de famine, fut certainement la publication du *Médecin charitable* de Guybert. Guy
Patin, ce médecin plein d'esprit et d'érudition, mais je le crains
bien pour ses malades, assez pauvre praticien, fut sans contredit
le plus ardent persécuteur des apothicaires. Détracteur infatigable,
insensé, pourrait-on dire, du quinquina, du thé, du café, du chocolat ; ennemi acharné et féroce de l'antimoine, de la médecine
chimique, de la circulation et par dessus tout de Théophraste
Renaudot, l'auteur de la *Gazette* et l'ami des apothicaires, il ne
connaissait, comme l'illustre Sangrado dont il pourrait bien être,
le type, que le sirop de roses pâles, le séné, l'eau chaude et la
saignée. Était-ce assez pour ses malades ? C'est probable, puisqu'on le consultait ; mais ce n'était assurément pas assez pour
les apothicaires. Ils prirent parti pour l'antimoine et pour Renaudot. Le gazetier ouvrit à la place Maubert un bureau de consultation..... et de placement et prescrivit de la polypharmacie avec
tous les médecins étrangers à la Faculté. Guy Patin et ses amis
se liguèrent entre eux et ne prescrivirent plus que de l'eau et du
sirop de roses pâles, et renvoyèrent leurs malades aux recettes du
Médecin charitable. Pauvres médecins ! Pauvres apothicaires !!
Surtout, pauvres malades !!! C'est bien le cas de rappeler le mot
de Mathieu Molé, puisque les circonstances sont les mêmes. Dans
le célèbre procès des médecins contre les chirurgiens, les premiers intriguaient et disaient au premier président : « Il faut
« élever un mur entre nous et les chirurgiens. — Très-bien, ré-

« pondait Molé, mais de quel côté mettrons-nous les malades ? »

Il était bien séduisant pour le public ce *Médecin charitable*, avec ses formules claires, simples et surtout rédigées en français ; avec ses recettes d'économie domestique et ses prix des médicaments. Et ceux-ci étaient si chers chez les maîtres apothicaires ! Comment en aurait-il été autrement, quand les médecins prescrivaient un électuaire contenant de l'émeraude, du saphir, du rubis, des perles, du corail, de l'or ou de l'argent. Sans compter encore toutes les manipulations longues et puériles, qui demandaient un temps et un soin infinis. Ce fut une guerre atroce, que cette dispute dont l'antimoine et le *Médecin charitable* furent le prétexte : brochures, pamphlets, livres, sentences, tout fut mis en œuvre et les plumes se trempèrent, non pas d'encre, mais de fiel. Ce fut une autre *guerre de trente ans* (1) moins le sang répandu, moins un Schiller pour nous révéler les exploits de tant de héros aujourd'hui oubliés :

> .... Sed omnes illacrymabiles
> Urgentur ignotique longa
> Nocte : carent quia vate sacro.

Si cette dispute de l'antimoine eût du bon, il est impossible de le nier ; mais il faut avouer aussi que la cause en fut des plus puériles. Si l'intérêt de la science et des malades en eût été seul l'objet, il n'y aurait qu'à s'en applaudir en faveur du but ; mais il n'en était rien, et les adversaires se firent d'inutiles blessures. La Faculté luttait contre l'antimoine parce qu'elle avait déclaré autrefois que c'était un poison, et elle ne pouvait se dégager sans porter atteinte à son infaillibilité. Elle était contre lui encore,

---

(1) La querelle ne dura vraiment que de 1603 à 1637, puisque le Codex publié cette même année, contenait la formule du Vin Émétique.

parce que ceux qui, malgré elle, en prescrivaient sous le nom de
vin émétique, étaient des intrus, c'est-à-dire les médecins de
Montpellier, les protégés de Daquin, un des médecins de la
cour dont la vogue était extrême. Il y avait rivalité et jalousie ;
cela passait avant le jugement établi sur l'expérience. Il y avait
aussi, il faut le répéter, cette répulsion contre tous les médicaments chimiques, et naturellement contre tous les chimistes.
Jean de Renou appelle Paracelse, « l'égoût et l'ossec de toutes
« sortes d'impiétés de ce siècle. » Il appelle mystérieusement
l'antimoine le « septiesme métal » ; il craint presque de dire son
nom, mais il en dit tout le mal possible et conclut *qu'il serait
utile si les médecins savaient le bien préparer*.

Il était temps à la vérité, d'apporter une réforme sérieuse dans
toute cette pharmacie surannée où le souvenir de l'*Antidotaire
de Nicolas* se faisait trop sentir. Pourtant supprimer tout en une
fois, était une réforme un peu radicale et l'on regrette de voir un
esprit fin et délicat comme fut Guy Patin, s'associer avec tant
d'animosité à une misérable querelle dont le but ne fut pas exclusivement l'avancement de l'art, ni l'avantage des malades, mais
uniquement de ruiner les amis de Renaudot et de Daquin, en ne
prescrivant rien ou fort peu de chose. Lisez sa volumineuse correspondance, ce sera d'ailleurs tout plaisir et tout profit, et vous
y verrez cette conspiration narrée tout au long et cyniquement
étalée au grand jour. Cent fois il revient sur ce sujet et déverse
sa mauvaise humeur sur les apothicaires ; comme il rajeunit
alors toutes les vieilles injures connues d'empoisonneurs, de triacleurs, de quiproquoqueurs et de pharmacopoles !

L'animosité se généralisa ; elle était la même à Rouen qu'à
Paris et M. Maurice Reynaud (1), dans un livre intéressant auquel
j'emprunte ces détails, raconte la mésaventure d'un pauvre apo-

---

(1) *Les médecins au temps de Molière.*

thicaire forcé de faire amende honorable sur la place publique, pour avoir refusé d'exécuter une ordonnance qu'il avait déclarée « audacieuse et mortelle au malade. » Le malheureux homme dût s'abaisser, pour éviter les suites d'un procès au parlement qui l'eût ruiné.

Cette fameuse querelle se termina comme on sait, quant aux apothicaires, par un acte de soumission humiliant, qui ne fait guère honneur à l'altière Faculté dont Guy Patin était enfin devenu doyen. Ce fut un de ses derniers triomphes éclatants. Sa guerre au quinquina, à la circulation du sang, et à toutes les découvertes ou innovations utiles ; son entêtement à s'attacher à un enseignement stationnaire, sans tenir aucun compte des travaux qui se faisaient autour d'elle et sans elle ; l'établissement d'une *Chambre royale de médecine* dans laquelle entra tout le jeune élément militant, tout annonçait que la vieille Faculté avait vu ses derniers beaux jours et qu'elle touchait à sa fin. Elle allait faire place à une génération d'un tout autre esprit et la pharmacie allait en profiter.

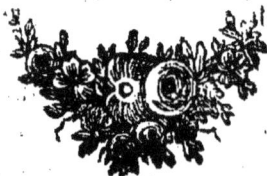

CHAPITRE XIV

LES CONCURRENTS ; LES CHARLATANS DU PONT-NEUF ;
LES MÉDECINS ; LES COMMUNAUTÉS RELIGIEUSES ;
LA THÉRIAQUE ; UN GENDRE D'APOTHICAIRE ;
LA VENTE DES POISONS ET LES BOUTIQUES.

Malgré la loi prohibitive de germinal, la pharmacie actuelle réussit à peine à se défendre des empiétements et des rivalités de diverses professions. On arrive assez facilement encore à violer une loi qui demande, pour être respectée, l'intervention directe des intéressés. Sous le régime de l'organisation ancienne, à côté de la coutume, des règlements et des ordonnances, les priviléges royaux, seigneuriaux ou religieux, venaient souvent s'interposer souverainement et introduisaient de toutes parts de fâcheuses exceptions dans l'exercice régulier d'une profession exigeant presque fatalement la protection restrictive de l'autorité.

Outre les médecins, les pauvres apothicaires exposés au sort commun ne manquaient donc ni d'ennemis, ni de concurrents de toutes sortes. En première ligne venaient les épiciers. La compétition était vieille comme le métier lui-même. Membres d'une corporation divisée récemment en deux branches, ils voyaient d'un œil d'envie ceux qui paraissaient vouloir s'élever au-dessus d'eux; ils prétendaient malgré tout, jouir des mêmes droits que les apothicaires.

L'autorité respectant certaines conditions commerciales, n'avait pas opéré ses réformes en une fois. Elle avait peu à peu retiré aux épiciers, la vente des substances médicamenteuses et la manipulation des préparations; ce n'avait pas été néanmoins sans les faire crier à chaque fois, et porter leurs plaintes devant le Châtelet ou la cour du Parlement. Voici divers arrêts qui indiquent cette marche progressive.

Le 7 novembre 1485, avant la séparation des deux métiers, le Châtelet avait déclaré maintenir les épiciers *dans le droit et possession de faire et vendre toutes menues compositions d'un ou deux simples avec le miel, d'un ou deux simples avec l'huile et dans le pouvoir de distiller et de débiter toutes sortes d'eaux.* Cet usage leur était maintenu, parce que dans l'esprit de l'ancien droit, la vente du miel et de l'huile entraînait celle de toutes choses dans lesquelles entraient ces deux produits. Cette tolérance dût être bientôt réformée.

En 1629, on restreignit encore la vente des médicaments par les épiciers par un arrêt du Parlement. Une sentence du Châtelet de 1737, leur interdit la vente des eaux, huiles et sirops, ainsi que du sel végétal, du sel de Glauber, de l'émétique, et d'avoir en leurs boutiques aucun étalage d'apothicairerie.

Enfin l'arrêt de règlement de 1764, réservant entièrement et définitivement aux apothicaires la composition et la vente des remèdes, laisse aux épiciers, comme consolation ultime, la faculté non de composer, mais de faire venir et de débiter comme objets d'un commerce ordinaire, les quatre grandes compositions galé-

niques, c'est-à-dire la Thériaque, le Mithridate, la confection Al-
kermès et l'Hyacinthe. Seulement, on y mit une condition indispensable : lors de leur arrivée, ces préparations estimées drogues
usuelles, devaient être soumises à la visitation des gardes-apothicaires et des médecins désignés. On comprendra la raison de
cette disposition si l'on se rappelle que Venise, Gênes, Francfort,
avaient encore la spécialité de faire ces préparations.

Chacune de ces étapes avait été franchie à l'occasion d'un procès, dont ces divers arrêts marquaient le terme momentané.

Si les épiciers avaient été des concurrents indiqués d'avance,
il en était d'autres qui ne connaissaient de lois que celles du bon
plaisir de M. le Lieutenant de police. Ils n'en étaient pas moins
redoutables. C'était la foule des charlatans, qui débitaient toute
espèce de drogues ou compositions médicinales. Le Pont-Neuf
en était rempli :

> Vous, rendez-vous de Charlatans,
> De filoux, de passe-volants !
> Pont-Neuf, ordinaire théâtre
> De vendeurs d'onguents et d'emplâtre (1).

On sait que ce fut le théâtre des exploits de Tabarin. Mondor,
Hyeronimo Ferrante d'Orvieto, l'inventeur de l'Orviétan; Barry,
l'opérateur Barry, le héros de la comédie de Dancourt, opéraient
et vendaient des drogues en plein vent. Desiderio Descombes était
celui qui portait le nom de *Charlatan* par excellence. On faisait
venir son nom, soit de *scarlatano*, à cause de son habit écarlate,
soit de *sciarlare*, bavarder. Il eût la vogue, mais fut bientôt dé-
trôné par l'aplomb et la faconde pédantesque de Mondor, aidé
surtout par la verve étincelante de son compère ou peut-être de
son maître Tabarin dont, malheureusement, on ne peut rien citer.
Dans les *Caquets de l'accouchée* (2), la femme du médecin y fait

---

(1) *Paris Burlesques* de Berthod : 1650.
(2) 3ª journée.

dire à son mari : « Il trouve que Mondor dit beaucoup, confesse et s'estonne de la facilité des bourgeois de Paris qui se laissent persuader si légèrement à ses discours qu'à le voir débiter aujourd'hui sa marchandise, il semble qu'il arrive tout nouvellement en ceste ville : car il la départit en si grande quantité que rien plus. »

Ils avaient à leur service quelques acteurs grotesques, presque toujours un docteur ridicule, qui amassaient la foule des badauds par leurs lazzi et leurs mots grivois; au bout de leur parade, ils offraient au public, leurs onguents, leurs vermifuges, leurs électuaires ou leurs élixirs, remèdes toujours souverains contre toutes les maladies et tous les maux.

> J'ai, Monseu, de fort bons remèdes
> Vous dit l'un (jamais Dieu ne m'ayde!),
> Pour ce mal-là que vous savez.
> Croyez-moi, Monseu, vous pouvez
> Vous en servir sans tenir chambre.
> Voyez, il sent le musc et l'ambre.
> C'est du mercure préparé,
> Et jamais Ambroise Paré
> Ne bailla semblable remède (1).

La place Dauphine voyait le soir, dans la belle saison, une foule avide d'entendre Mondor et son valet; il était impossible de ne pas acheter les drogues que débitaient, que recommandaient d'aussi amusants personnages; c'était « pouldre à vers, pouldres en liqueurs pour les douleurs des dents, breuvages pour coliques ou mal de mère, voire mesme de l'onguent pour la gale (2). » Et ne croyez pas que l'autorité leur fit la guerre! Bien plus, elle les encourageait et accordait des privilèges à tous ces bateleurs.

(1) Berthod : ut sup.
(2) Œuvres de Tabarin ; Post-face : Bibl. Gauloise.

Mondor en avait un, et un docteur Courval (1) ayant voulu lui intenter un procès au nom de la Faculté et lui faire interdire la vente de ses remèdes, le perdit bel et bien. La Faculté omnipotente, vaincue par un bateleur ! Ce sont bien là les mœurs de l'époque ! L'Orviétan était aussi vendu en vertu d'un privilège du 9 avril 1647, qui fut encore confirmé le 28 septembre 1741 (2).

Ce furent là, on peut le dire, de terribles concurrents pour les apothicaires : ce sont encore un peu ceux des pharmaciens. Ce furent aussi les premiers maîtres de Molière et ceux qui lui donnèrent l'idée de bafouer la médecine, puisqu'on a avancé d'une façon certaine (3) qu'il fut l'élève de Scaramouche, célèbre farceur qui batelait vers 1630, sous les piliers des halles, non loin de la maison où naquit Jean-Baptiste Poquelin, celui qui a dit avant d'écrire la cérémonie du *Malade imaginaire* : « La médecine est un art profitable, et chacun la révère comme une des plus excellentes choses que nous ayons (4). »

Les médecins eux-mêmes faisaient encore concurrence aux apothicaires. C'était un reste des traditions et des habitudes de l'antiquité et du moyen-âge, dont on trouve partout la preuve. Dans *Crispin médecin*, de Lebreton d'Hauteroche, le docteur Mirobolan rentre en disant : « Je pense que je suis aujourd'hui imbriaque ; j'oublie la moitié des choses que j'ai besoin ; certaines pilules que j'ai promises (5). » Dans la farce de maître Pathelin, le héros s'écrie :

> Ces physiciens m'ont tué
> De ces brouilliz qu'ils m'ont fait boire.

---

(1) Thomas Sonnet, sieur de Courval, gentilhomme Virois.

2) *Paris ridicule et burlesque* : Bibl. Jacob. — Le duc de Bouillon, avait un privilège daté de 1667, pour un remède, *sans mercure*, contre la *grosse maladie*. V. le *Livre Commode*, T. I.

(3) *Points obscurs de la vie de Molière* ; de J. Loiseleur.

(4) Préface du *Tartuffe*.

(5) Acte II. sc. V.

Il est certain que pour le vin émétique, chacun des médecins qui osait le prescrire, le préparait et l'administrait lui-même. Une anecdote racontée par l'inépuisable Guy Patin, ne laisse aucun doute sur la vente des médicaments par les médecins. Elle concerne Paumier, médecin normand et élève de Fernel ; on l'appelait même le petit Fernel. Il était l'ami de Duchesne, notre Quercertan, et fut un de ceux qui prescrivirent les premiers ouvertement du vin émétique. Il s'attira pour ce fait, deux sentences du Parlement (1) : « De son temps, dit Guy Patin, le cidre n'était pas chose fort commune à Paris où tout le monde buvait du vin à fort grand marché. Même du temps de Henri III, on croyait que c'était une espèce de malédiction aux normands ou plutôt une punition, de ce qu'ils ne buvaient que du cidre. Ce normand raffiné voyant que le peuple ne connaissait pas cette liqueur, en faisait venir par bouteilles en cette ville, dans lequel il faisait tremper du séné et ainsi en faisait des apozèmes laxatifs et de petites médecines qu'il vendait un écu la pièce (et il crie après les apothicaires !!!) comme un grand secret, et devint riche en peu de temps sur l'opinion que le peuple avait conçue que tout son fait ne consistait qu'en secrets que Fernel lui avait laissés. Sur quoi vous remarquerez aussi que le séné n'était pas encore en commun usage, comme il est devenu depuis vingt ans. » Si no è vero, è bené trovato (2).

A cet exemple de Paumier, on peut en joindre un autre cité par par Jean de Renou. Il raconte qu'un médecin de la cour voulant établir sa clientèle, lui vendait à tout propos du sirop violat dans lequel il ajoutait quelques gouttes d'huile de vitriol qui, de bleu, le rendait rouge « et le publiait partout comme un secret tombé du ciel, et trompait ainsi misérablement le pauvre peuple. »

(1) Paumier est l'auteur d'un traité sur le cidre : *De vino pomaceo*, Paris 1588.

(2) Dans un recueil de gravures de *Hartmann Schopper* (1568), on voit un médecin, la fiole à la main, et on lui fait dire : Ce n'est pas Apollon qui a inventé la médecine ; la science est un don de Dieu.

Ainsi, malgré de nombreux arrêts ou ordonnances, tout le monde glanait sur le terrain des apothicaires. Et n'y avait-il que les bateleurs, les épiciers et les médecins? Oh! que non! Il y avait encore une nuée de guérisseurs de toute sorte : la race ne s'en perdra jamais; c'est un besoin de la faiblesse humaine. Pour s'en convaincre, il faut lire les préliminaires de la fameuse opération de la fistule de Louis XIV, la *grande opération,* par Félix et l'on verra à quel nombre insensé s'élevèrent les remèdes proposés pour la guérison, sans avoir recours à l'action du bistouri sur la personne royale. Il faut lire aussi les lettres de Madame de Sévigné, pour voir avec quelle *furia* se propagea pendant deux ans la mode d'aller consulter le médecin de Chaudray (1), un simple paysan, Christophe Ozanne. On arrivait en carrosse de Versailles, dans un pays perdu sans chemins et sans ressources, pour demander conseil à un paysan sans instruction, mais très-intelligent, très-madré et dont les boutades n'étaient pas tendres quand il avait affaire aux vapeurs des courtisans. Toute la cour y passa et Bossuet lui-même, bien qu'il eut essayé de réagir contre cet aveugle engouement, ne put refuser à une religieuse de son diocèse la permission de venir consulter le médecin de Chaudray. Son portrait fut gravé, on fit des estampes en son honneur, et voici quelques-uns des vers dont on les agrémenta :

> Sans grec, sans latin, ni grands mots
> Avec une herbe, une racine,
> Ozanne guérit de tous maux,
> Et surtout de la médecine (2).

On voit de toute part Ozanne avoir la vogue
Dans le monde à présent c'est le seul médecin,

---

(1) Hameau de Seine-et-Oise. V. aussi *Les Malades de belle humeur* de Bordelou.

(2) Au-dessous d'un portrait.

Qui guérit de tous maux, sans mixtion, sans drogue
Sans grec, sans hébreu, sans latin (1).

Mais les plus redoutables concurrents des apothicaires étaient, sans contredit, les maisons religieuses d'hommes et de femmes. Toutes étaient munies d'une apothicairerie et elles tenaient beaucoup à ce genre d'industrie. Fléchier raconte dans ses *Mémoires sur les Grands jours d'Auvergne*, que les religieuses de l'Hôtel-Dieu de Clermont étaient habiles à pratiquer les opérations chirurgicales et qu'elles demandaient un prix si excessif de leurs remèdes qu'on s'en fournissait ailleurs que chez elles. Parlant un peu plus loin de la visite de madame Talon dans leur maison, il ajoute qu'on y trouva une boutique aussi bien fournie qu'aucune boutique d'apothicaire de Paris. Ces faits peuvent, en général, s'appliquer à toutes les maisons religieuses de cette époque.

Aussi, les recueils d'arrêts sont ils pleins de sentences rendues contre ces apothicaireries religieuses au profit des vrais apothicaires laïques ; ils sont postérieurs au XVIIe siècle. Il en existe un pourtant du 17 décembre 1698, défendant aux religieux d'exercer le métier d'apothicaire à peine d'amende et de confiscation de leurs remèdes.

Un arrêt du Parlement de Bordeaux de 1750, en forme de règlement, dit que les frères apothicaires des couvents ne peuvent fournir de médicaments en dehors de leurs couvents respectifs. Cependant, Louis XIV avait ordonné qu'il serait envoyé chaque année, à MM. les Intendants des Provinces une certaine quantité de remèdes de la composition de M. Helvétius, afin que la distribution put s'en faire sous leurs ordres par les curés des paroisses, les sœurs grises et autres personnes intelligentes (2). Louis XV confirma ces dispositions en 1721, 1722 et 1741.

---

(1) Sur une estampe. V. sur Ozanne une très-curieuse brochure de M. Benoit, conseiller à la Cour de Paris : Chartres, Garnier.

(2) *Code de la police*, de Duchesne.

Le plus célèbre de ces arrêts est bien certainement celui qui intervint contre les Jésuites, au cours du grand procès que les Frères Lionei de Marseille intentèrent au P. La Vallette et par suite à la compagnie de Jésus tout entière, comme civilement responsable aux termes des Constitutions, des faits et gestes de ses membres. Le P. La Vallette fit une banqueroute de plus de trois millions, et les Frères Lionei ne voulant plus ménager la Compagnie actionnèrent toutes les maisons de France comme solidaires. Les Juges-Consuls prononcèrent conformément aux conclusions des demandeurs. Ce fut à la suite de cette sentence que l'énorme magasin de droguerie qu'ils avaient à Lyon fut supprimé et saisi, et tout commerce leur fut interdit. Ce procès fut, on le sait, le point de départ des causes qui amenèrent la suppression de l'ordre. Affaiblis par les attaques auxquelles ils étaient exposés de toutes parts, les jésuites ne furent plus ménagés et les apothicaires de Paris osèrent leur intenter un procès : en 1760, les jésuites furent condamnés par sentence du Lieutenant général de police à cent livres d'amende et à mille livres de dommages-intérêts pour avoir abusé de la tolérance que leur avait accordée la communauté des apothicaires, de vendre la thériaque et des confections dans leur couvent de la rue Saint-Antoine. Leurs électuaires furent saisis et, malgré la revendication, la saisie déclarée valable. Ainsi finit le rôle pharmaceutique des jésuites après avoir commencé non-seulement par le quinquina qu'ils préconisèrent, mais encore par l'antimoine, si l'on en croit Claude le Petit dans *Paris ridicule* (1661) :

> Qu'on les nomme assassins des rois,
> Marchands de bled, meschans françois
> Et préparateurs d'antimoine,
> Cela s'excuse sur-le-champ.

Puisque la thériaque revient sous ma plume, il est à propos de dire qu'à ce moment celle de Venise n'était plus si généralement

demandée. Charas, Geoffroy, Josson, Bolduc, Rouvière, tous les
grands maîtres enfin de la pharmacie parisienne, la préparaient
publiquement, en deux fois à de longs intervalles, et leur préparation était tout aussi recherchée que celle de Venise. Celle de
Montpellier était également bonne et se débitait sur les grandes
foires de Beaucaire et de Guibray. Mais à peine sortie de ces
marchés, elle était immédiatement falsifiée. On trouvait aussi, et
il fallait s'en méfier dit Savary des Brulons, dans les coffres des
colporteurs, non plus dans les classiques boites d'étain, mais dans
de petits pots de faïence, portant le faux titre de Thériaque de
Venise entre deux serpents enroulés et surmontés d'une couronne
de France, une mauvaise drogue faite de miel et de poudres sans
valeur. Cette fausse thériaque venait de Paris et d'Orléans. Aujourd'hui, nous n'estimons plus guère ni la bonne ni la mauvaise.

Le grand Roi, si grand roi il y a, porta encore un autre pré-
judice à ses sujets apothicaires, dont nous nous plaindrons moins
cependant que d'avoir autorisé la vente et la distribution par les
religieuses et les curés, des remèdes de M. Helvetius. Ce fut d'empêcher Charles IV, duc de Lorraine, cet illustre aventurier toujours battu, toujours guerroyant ou intriguant, d'épouser la fille
d'un apothicaire de Paris, mademoiselle Pajot. Le mariage était
décidé et le contrat dressé; les enfants à naître de cette union ne
devaient pas être aptes à succéder au duché de Lorraine et de
Bar. Pensez donc! du sang d'apothicaire mêlé au sang ducal!
Louis XIV empêcha ce scandale en faisant enlever et enfermer la
demoiselle dans un couvent, au moyen d'une simple lettre de cachet. Dire qu'il s'en est fallu de si peu, qu'un noble duc de famille
royale et impériale ne devint le gendre et qui sait?... à défaut
d'un duché toujours disputé, toujours confisqué et toujours rendu,
peut être le successeur d'un apothicaire! Une telle gloire nous a
été enlevée en vertu du bon plaisir et de la raison d'État (1).

---

(1) *Mém. du marquis de Lassay*, et *Mém. et Inst. de Louis XIV*, T. 1, p. 160.

Louis XIV, comme ses prédécesseurs, avait apporté quelques changements à l'exercice de la pharmacie et à la vente des remèdes par les apothicaires, mais il n'avait pris aucune disposition spéciale pour la vente des poisons. En 1682, une ordonnance nouvelle répara cette omission et les jurisconsultes lui en ont fait honneur comme d'une grande pensée, sans se douter ou sans réfléchir qu'il y avait là pour le grand roi, une question intime, une affaire presque domestique qui le touchait de très-près. Le public profita de ce qui fut l'intérêt de Louis XIV. Défense fut donc faite, toujours sous peine de la vie, *même aux médecins, apothicaires et chirurgiens*, d'avoir des poisons simples ou préparés qui n'entraient dans aucune composition ordinaire. L'arsenic et le sublimé ne purent plus être vendus par les droguistes qu'aux médecins, apothicaires, chirurgiens, orfèvres, teinturiers et maréchaux. Les maîtres devaient dorénavant préparer eux-mêmes les compositions dans lesquelles entrent ces substances minérales. Un fait historique retentissant, se cache derrière cette ordonnance qui ne semble viser que l'intérêt public, et que rien jusque-là ne semblait rendre nécessaire. C'était en 1682, un an à peine après la mort de cette jeune duchesse de Fontange, que Madame de Montéspan était soupçonnée d'avoir fait empoisonner, pour la punir de l'intérim qu'elle avait rempli dans les amours du roi. Cela venait encore à la suite de ce qu'on appelle l'*affaire des Poisons*, dans laquelle, à côté de la Voisin et du prêtre Lesage, avec qui Madame de Montespan avait eu des consultations, figurèrent plusieurs personnages de la cour : Madame de Bouillon, le Maréchal de Luxembourg et surtout Madame de Soisson, furent accusés d'avoir trempé dans cette ténébreuse machination. La Chambre ardente créée pour la circonstance, instruisit l'affaire, mais l'instruction fut vite arrêtée. La Voisin et ses obscurs complices furent seuls condamnés au feu. Madame de Soisson exilée, en fut quitte pour la peur, et Louis XIV rendit son ordonnance de

1682 (1).

Cependant, je trouve une trace antérieure de la réglementation de la vente des poisons. Un arrêt du 12 juillet 1663, permet à un individu d'exercer la chimie à Montpellier, d'y ouvrir une boutique et d'y débiter des produits chimiques avec l'obligation de tenir registre de la vente des substances dangereuses. Le syndic des apothicaires de la ville s'opposait à cet établissement.

Il est grand temps de parler de l'organisation intérieure des apothicaireries. La distinction de la corporation en apothicaires et en épiciers n'avait eu lieu, on le sait, qu'en 1484 et même en 1514; il est donc bien difficile de savoir ce qu'étaient les boutiques de cette époque. Les apothicaireries existaient dans tous les couvents depuis longtemps, et chacun d'eux avait un frère apothicaire ou une sœur apothicairesse. La partie du couvent, qui contenait l'officine, fut d'abord quelque coin abandonné de la communauté plus ou moins orné suivant le goût de celui qui en avait la direction. L'abbé Lebœuf, on s'en souvient, parlant de ces apothicaireries conventuelles des XI⁰ et XII⁰ siècles, dit qu'elles « étaient loin du luxe qu'on y a vu depuis. »

Quand aux boutiques des villes, elles étaient comme toutes les autres et comme elles pouvaient être alors. M. Depping dans son *Introduction* du *Livre des Métiers*, a très-bien saisi la raison du peu de luxe des magasins de cette époque. Il était en rapport direct avec la mauvaise économie architectonique des villes. « Paris, « dit-il, était loin d'avoir ces rues larges, ces places bien aérées, « ces promenades, ces magasins superbes, qui font aujourd'hui la « richesse de la capitale. Pour se retracer le Paris du XIII⁰ siècle, « il faut voir les rues étroites de la Cité (qui n'existent plus) et « celles qui descendent de la Montagne Sainte-Geneviève vers la « Seine. Là, vous trouverez encore de vieilles maisons étroites

(1) V. Saint Simon et surtout J. Loiseleur : *Problèmes historiques.*

« pressées les unés contre les autres dans des rues où les voisins
« font, d'une fenêtre à l'autre, d'autant plus aisément la conver-
« sation que rarement le bruit d'une voiture vient l'interrompre ;
« des boutiques à peine éclairées, y cachent, plutôt qu'elles ne
« laissent voir, les denrées et marchandises dont trafique le bour-
« geois. » Aussi, toutes les boutiques du Moyen-Age, dont l'art
graphique nous a laissé tant de dessins, n'avaient-elles rien de
luxueux. C'était un espace entièrement ouvert dans le jour, suivant l'usage du temps, avec deux ou trois comptoirs grossiers,
chargés de grosses balances. Quelques billots pour les mortiers
de fonte, de marbre ou de bronze, étaient placés au milieu ou à
l'entrée ; des pots ordinaires et des boîtes en bois peint, rangés
tout autour sur des tablettes, complétaient l'agencement d'une
pharmacie. Les épices fines, c'est Jean de Renou qui le recom-
mande, étaient enfermées dans des sacs de cuir et pendues aux
solives du plancher. Pas de porcelaine ; on ne la connaissait pas.
Pas de glaces à la devanture ; il n'y avait point de devanture sous
les auvents, et on ne savait faire encore que le verre vert à om-
bilic ; rien..... de ce qui n'existait pas alors et que nous possédons
maintenant. Une gravure de Schopper (1568), représente une
boutique béante ; un pauvre client se tient dans l'ouverture en
dehors. L'intérieur est rempli de tablettes, de pots et surtout de
pains de sucre. Le maître semble occupé à faire des dragées dans
une bassine suspendue par deux cordes au plancher, au-dessus
d'un fourneau allumé. On lit au-dessous de la gravure, un dizain
allemand dont voici le sens : « Riche d'onguents de mille sortes
« et de potions merveilleuses, je suis le pharmacopole aux in-
« nombrables boîtes et je vends à tous ceux qui me paient, des
« sucreries exquises aux fort⬤ et aux douces odeurs. Il n'y a rien
« de ce qui a la puissance d'arrêter la vie prête à s'échapper ou
« de chasser du corps les maladies, qu'on ne soit sûr de trouver
« dans ma boutique. Ma main sait mêler tous les sucs bienfaisants

« et en composer habilement les remèdes les meilleurs. »

Mais en Italie, dès la fin du XVᵉ siècle, toutes les pharmacies publiques ou privées rivalisèrent d'élégance et de luxe. L'usage des pharmacies particulières s'était aussi introduit en France : le prince de Condé en avait une dans son hôtel. Son apothicaire, M. Martin, était l'ami et le protecteur de Lémery, qui travaillait souvent dans le laboratoire du prince. Lémery eut l'honneur de faire des conférences à Chantilly même devant la société d'élite qu'y attirait le luxe et l'hospitalité du grand Condé (1). Mais c'était en Italie qu'on rencontrait ces magnifiques vases de pharmacie, ces pots à extraits ou à onguents, ces fontaines splendides à eaux distillées qui font aujourd'hui un des principaux ornements de nos musées et de nos collections particulières : *Albarelli* pour le service ordinaire, *Bronzi antichi* pour la décoration.

Faenza est certainement le centre le plus ancien et aussi le plus actif de cette fabrication (1450). Bientôt Gubbio, Castel-Durante, Venise, Savone, en firent en grand nombre et nous en envoyèrent. Les musées du Louvre et de Cluny en contiennent de nombreux spécimens; ce sont les plus beaux. En France, Nevers, Rouen et Moustiers, en firent aussi de très-beaux et ce sont ceux que nous rencontrons le plus facilement.

Chaque couvent en Italie avait sa pharmacie avec sa poterie à son chiffre, décorée d'arabesques ou de sujets rappelant les miracles dont l'ordre se glorifiait, ou simplement historiques et mythologiques. Les princes y faisaient mettre leurs armoiries et les simples apothicaires se contentaient, comme aujourd'hui, des armes de leur ville; ceux de Venise avaient le lion de Saint-Marc. Mais comme il y a loin de ces décorations si artistiques aux maigres vignettes imprimées de Creil et de Montereau! Les musées sont pleins de ces vases aux armes particulières.

---

(1) V. Fontenelle : *Eloge de Lémery.*

Quant aux boiseries elles étaient, comme on savait les faire à cette époque, magnifiquement construites et couvertes de belles sculptures. Leurs mortiers étaient des chefs-d'œuvre près de ceux dont nous nous servons : ils étaient en beau bronze ornés de médaillons de personnages divers et de saints. En France, on y a mis la figure de Richelieu et aussi l'emblématique soleil de celui qui avait pris pour devise : *Nec pluribus impar*. Aujourd'hui, on les fait au tour : cela brille et n'a plus de valeur que celle du métal. On peut voir au musée de Cluny, Nᵒˢ 1882 et 1883, deux mortiers qui y sont conservés et font oublier les nôtres. Voir encore un billot de mortier, Nᵒ 683; il est formé par un groupe de quatre chimères à pieds de lion et décoré de quatre écussons sur lesquels on lit la légende : *Pro communi Officinâ-Pharmacopœorum, Luteciæ, 1614*. Nous avons de belles glaces, mais nous n'avons plus tout cela (1).

Nos boutiques d'alors étaient peut-être moins belles que celles d'Italie ; mais quoi qu'en disent M. E. Bejin et le Dʳ Guépin, nous en avions aussi de remarquables. Qu'on en juge : celle des Feuillants de la rue Saint-Honoré, était si belle que Sauval dans ses *Antiquités de Paris*, n'a pas dédaigné d'en donner une description complète et minutieuse, et de la recommander à l'admiration des curieux et des étrangers qui venaient à Paris. On ne lui reprochait que d'avoir un plafond trop bas et d'être traversée par une grosse poutre. Elle fut organisée en 1637, par le frère Christophe de Saint-François. Elle avait neuf pieds de long sur quatorze de large et était environnée de tablettes, d'armoires vitrées et de tiroirs. Des caryatides figuraient les séparations et supportaient l'entablement du pourtour, chargé de beaux vases et de livres de médecine. Les panneaux des armoires étaient sculptés avec soin et

---

(1) La *Pharmacie centrale*, 7, rue de Jouy, possède dans sa collection un petit mortier du XVIIᵉ siècle, à bas-relief, qui est une petite merveille. Elle possède aussi un mortier antique avec son pilon, qui mériterait d'être plus connu.

représentaient des scènes de guérisons miraculeuses. L'armoire du milieu contenait les préparations chimiques : elle renfermait l'antimoine, des essences, des sels, des esprits acides obtenus par frère Christophe. Les autres armoires remplies de tiroirs ou de tablettes étaient abondamment pourvues « de caffé, de cannelle, « beaume, camfre et de tous autres miracles de nature qui nous « viennent de l'autre monde, et dont on assaisonne d'ordinaire les « médicaments. » Et Sauval ajoute quelques lignes plus loin : « Notre industrieux chimique n'a pas donné moins d'agrément et « de beauté à ses tablettes qu'à ses armoires. Il a étalé dessus « des phioles et des vases de toutes les façons et de toutes les « grandeurs, et le tout rempli de liqueurs, huiles, de confitures, « d'essences ; elles ne sont fermées que de chassis de verre, affin « de réjouir la vue par cette variété de couleurs et de figures si « différentes. Enfin, ce laboratoire passe pour le mieux fourni « qu'il y ait et le seul où on *ait encore vu trois mortiers sur un* « *même pied ;* et de ces trois mortiers, il y en a un de porphyre « accompagné de sa meule, cannellé à côtes de melons qui porte « plus d'un pied de diamètre (1). »

Il y a loin de cette apothicairerie des Feuillants, à la description que donne des pharmacies en général M. E. Béjin dans le *Moyen-Age et la Renaissance* : « Au Moyen-Age et jusqu'à une époque « assez rapprochée de la nôtre, les boutiques pharmaceutiques « demeuraient ouvertes dans toute la largeur de l'ogive qui en- « cadrait leur devanture. Un ou plusieurs réchauds, posés sur le « sol, opéraient la coction des préparations officinales, tandis que « les substances se réduisaient en poudre ou subissaient les mé- « langes prescrits dans d'énormes mortiers de fonte, placés aux « angles extérieurs de l'officine. Les drogues se trouvaient, comme « aujourd'hui, sur des planches étagées ; mais au lieu de bocaux

(1) Sauval, T. I, p. 485.

« en cristal ou de vases en fine porcelaine, c'étaient des espèces
« d'amphores en terre cuite ou de petites caisses en bois blanc
« et étiquetées d'après le formulaire de Galien ou celui de Mesué,
« dont l'image décorait ordinairement les panneaux extérieurs de
« la devanture. Une niche d'honneur, pratiquée au fond de la
« boutique, était réservée et occupée soit par la statue du Ré-
« dempteur, soit par celle de Saint-Christophe ou de Saint-Côme,
« ou de la Vierge. Les apothicaires Calvinistes avaient placé
« Mercure dans cette niche au grand scandale des catholiques
« romains. »

Lister, dans son *Voyage à Paris*, décrit ainsi la boutique de
Geoffroy, le père de l'Académicien : « Elle est, dit-il, dans la rue
« Bourgthibourg : l'entrée de la basse-cour est par une porte
« cochère avec des niches, où sont de grands vases de cuivre.
« Quand vous êtes entré, vous trouvez des salles ornées d'énormes
« vases et de mortiers de bronze qui sont là autant pour la parade
« que pour l'usage. Les drogues et les préparations sont en des
« armoires rangées autour de ces pièces. Sur les derrières sont
« des laboratoires très-propres et parfaitement rangés. »

Quelles sont aujourd'hui les pharmacies qui excitent l'admiration des étrangers? Lesquelles sont notées comme des curiosités
et visitées à ce titre? Il n'en est plus.

Une note de M. Ed. Fournier, dans le *Livre commode*, tome I,
page 174, trouve ici sa place. Il dit à propos des boîtes des boutiques : « Ces boîtes étaient toujours très-soignées, aussi disait-
on proverbialement : propre comme une boîte d'apothicaire. C'est
ce qu'au temps de Rabelais, on appelait des *Silènes* : « Silènes,
« étayent (L. I, prologue) petites boytes, telles que voyons de pré-
« sent ès boutiques des apothicaires, paintes au dessus de figures
« joyeuses et frivoles comme harpyes, satires, oysons bridez,
« lièvres cornuz, canes batées... et aultres telles painctures con-
« trefaictes à plaisir pour exciter le monde à rire.....; mais au

« dedans, l'on reservoit ces fines drogues comme baulme, ambre
« gris amomon, musq, zivette. »

Le Dr Guépin, dans son *Histoire de Nantes*, a aussi donné sa
description d'une ancienne apothicairerie ; il l'a agrémentée d'oi-
seaux et de crocodiles empaillés, et surtout d'une certaine seringue
de cérémonie que je crois un peu fantaisiste. Ce qui me semble
le plus curieux dans sa description, c'est celle d'un pileur sculpté
dans un des pilliers de bois de la maison. Ce pileur doit être
du XVe siècle, si l'on en juge par le costume. On le trouvera
figuré, avec la notice de M. Guépin, dans le *Magasin Pittoresque*
de 1839. Ce pileur est aujourd'hui au Musée de Nantes.

Ce n'était pas seulement la France et l'Italie qui se piquaient
de déployer un si grand luxe dans leurs principales pharmacies.
Voici ce que dit Savary de celle que venait d'installer en Russie
un prince encore à demi barbare : « L'apothicairerie que le dé-
« funt czar Jean Alexiowitz (père de Pierre-le-Grand) a fait bâtir
« à Pétersbourg, est une des plus belles que l'on puisse voir en
« aucun endroit par l'excellence des drogues dont elle est abon-
« damment fournie, et surtout par la beauté de ses vases qui sont
« tous précieux et de la plus belle porcelaine de Chine, qui ont
« coûté plusieurs milliers de roubles. » La Russie elle-même
voulait donner un certain éclat à la partie tout extérieure de l'art
pharmaceutique.

C'est en somme, de notre temps seulement, que les pharmacies
ont perdu cet aspect de boutiques que M. E. Béjin a si bien tracé.
Les conditions de logement sont changées, les maisons anciennes
ont été démolies et reconstruites dans de meilleures conditions ;
l'industrie a fait d'énormes progrès dont nous avons profité avec
toute la société, et nos boutiques sont devenues ce qu'elles sont :
des officines où l'on voit clair et où le luxe clinquant a pénétré.
Quant au luxe qui tient à l'art et qu'on trouvait dans les anciens

ustensiles, poids, mortiers, boiseries, sculptures, vases, tout cela
ait défaut et a été remplacé par les produits de la pacotille in-
dustrielle. Ce n'est pas moi qui m'en féliciterai.

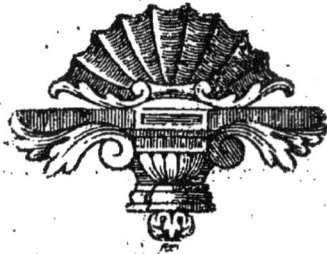

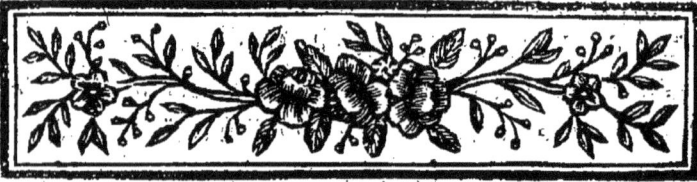

CHAPITRE XV

Une grande partie de ce que l'on vient de lire sur le XVIIe siècle, se trouve condensée dans un petit ouvrage de la bibliothèque El-zévirienne, que M. Ed. Fournier vient de publier tout récemment. Il a pour titre : *Le Livre commode des Adresses de Paris pour 1692*, par Abraham du Pradel. Ce nom d'auteur, comme nous l'apprend M. Ed. Fournier, est un pseudonyme, et, ce qui en augmente pour nous l'intérêt, il cache le vrai nom d'une espèce de charlatan, médecin, chirurgien, apothicaire, dont il convient au préalable de dire un mot. J'écris avec le *Livre commode* sous les yeux.

Cet Abraham du Pradel, astrologue lionnois, ou philosophe et mathématicien, suivant le temps, était le chirurgien apothicaire Nicolas Blégny, ou, comme il le disait complaisamment, Nicolas de Blégny. Il prenait dans les grands jours les titres de médecin du roi, et de chirurgien du corps de Monsieur.

S'il était médecin, il était étranger à la Faculté de Paris, et il a eu soin de dire, dans un factum, qu'il n'avait pas été examiné à Saint-Côme. Il appartenait sans doute aux écoles de province, et était seulement tout au plus, apothicaire de la corporation de Paris. Je passe sur ses œuvres et nomme rapidement : L'*Art de guérir les Maladies vénériennes*, l'*Art de guérir les Hernies*, les *nouvelles Découvertes dans toutes les parties de la Médecine*, le *Mercure savant* (journal publié en Hollande), *le Temple d'Esculape*, etc.

Faiseur s'il en fut jamais, il tenait chez lui une Académie des Nouvelles Découvertes, y faisait des cours pour les apprentis chirurgiens et un cours de pharmacie pour les garçons apothicaires. En même temps, il donnait des consultations dans la boutique de son fils, au quai de Nesle, pendant que sa femme, *mademoiselle de Blégny*, « sage-femme d'une expérience consommée » tenait pension de santé où les femmes en couches étaient reçues à un écu par jour, au quartier de Pincourt. Il était naturellement le médecin-chirurgien-apothicaire de l'établissement.

C'était trop à la fois, pour le temps. Le malheureux charlatan eut bientôt maille à partir avec les médecins et les chirurgiens, depuis longtemps à l'affût d'une occasion favorable de le poursuivre. Cette occasion se présenta : Un de ses élèves chirurgiens ayant fait une dissection secrète sur le cadavre d'une petite fille, sans l'autorisation de la Faculté et des confrères de de Saint-Côme, le corps fut saisi par huissier, une action fut ouverte, Blégny poursuivi comme complice responsable et arrêté.

Un peu plus tard, il fut mis à la Bastille. Cette fois le cas était grave ; la probité de Blégny était engagée. On lit en effet dans les *Lettres historiques et anecdotiques*, à la date du 15 janvier 1686 : « Blégny chirurgien, a esté mis à la Bastille pour s'estre voulu mesler d'enseigner la manière d'user des remèdes que le prieur de Cabrie avoit donné au Roy et que S. M. fait distribuer gratuitement. Il avoit dit des impertinences. »

Voilà le personnage tel que nous le montre M. Éd. Fournier dans son *Introduction.* Charlatan jusqu'au bout des ongles, toute son activité ne se bornait pas à écrire des livres et à faire des cours ; il avait inventé une foule de remèdes souverains, dont il fallait assurer l'écoulement. Son fils, « M. de Blégny fils, apothicaire ordinaire du roy, sur le quay de Nesle, » en avait le dépôt. Il fallait enseigner le chemin de cette boutique et faire miroiter aux yeux du public les mille merveilles qu'elle renfermait.

Empruntant donc à Théophraste Renaudot et à d'autres une idée ancienne et déjà exploitée, Blégny publia un livre d'adresses qui, facilitant sa réclame personnelle, pouvait du même coup devenir une bonne affaire de librairie. Son premier essai date de 1691 et paraît avoir réussi. Mais l'édition de 1692, où il avait sans doute dit trop de choses, fut saisie et détruite. C'est ce petit livre, devenu fort rare pour cette raison, que publie aujourd'hui M. Ed. Fournier. Je vais y puiser largement et copier les chapitres qui nous intéressent.

Sous le titre de *Médecins ordinaires*, on trouve la liste et l'adresse des meilleurs médecins, et Blégny ne s'y est pas oublié : il réussit « généralement pour les maladies extraordinaires ». Il y nomme M. Agnan « ci-devant l'un des deux capucins qui travaillaient au vieux Louvre et qui a pris ses degrez en la Faculté de Padoue » M. Fournier nous apprend dans une note, que le P. Agnan avait été longtemps le collaborateur, au Louvre, du P. Rousseau, capucin, médecin du roi et l'inventeur du laudanum, qui porte encore son nom.

« M. Helvetius, médecin hollandais, qui donne une poudre émétiquecontre le cours de ventre et la dissenterie, demeure rue Serpente. » On a déjà reconnu l'ipécacuana dans cette poudre d'Helvetius.

Mais venons aux apothicaires, en passant par quelques-uns de leurs concurrents, dont nous trouvons ici l'adresse et les produits.

Médecine Empirique

Cette espèce de médecine est celle qui est pratiquée par des particuliers dont l'étude n'a pas esté assez reglée pour parvenir aux degrez, et qui se fondent principalement sur les épreuves de quelques receptes médicinales.

Il n'y a presque à présent que des écclésiastiques et des religieux qui pratiquent à Paris cette sorte de médecine ; par exemple, M. l'abbé Guiton qui était n'aguères religieux cordelier et qui demeure à présent à l'Arsenal.

M. l'abbé Fayolles, qui demeure rue Mazarini.

M. le curé d'Evry, village de Brie, qui donne avec permission une boisson sudorifique, par la chaleur de laquelle il tache de consommer les causes de la maladie.

Un autre ecclésiastique, qu'on nomme M. le Prieur (le prieur de Cabrie), et qui demeure rue de la Roquette, Fauxbourg Saint-Antoine, est fort recherché pour un apéritif qu'il dit propre à déboucher les plus facheuses opilations dans les deux sexes.

Le frère Ange, capucin, qui distribue un opiatte et un sirop mésentérique et épatique, est resident au Fauxbourg Saint-Jacques.

Le frère Pierre, des jacobins du Fauxbourg Saint-Germain, fait des recherches dans la chimie.

Lister, dans son *Voyage à Paris en 1698*, remarqua les agissements de tous ces empiriques, à propos des maladies secrètes : « Ces traitements secrets, dit-il, ont mis en pratique de misérables petites espèces de toute sorte et leur ont donné lieu d'insulter les familles sitôt qu'elles ont été au fait de leurs malheurs. Tout le monde ici s'en mêle et veut avoir son spécifique contre cette maladie : apothicaires, barbiers, femmes, moines. »

Voici enfin les adresses des apothicaires données par Blégny.

Matières Médicinales
Simples et composées.

Les marchands épiciers qui s'attachent particulièrement à la droguerie médicinale, sont pour la plu-part dans la rue des Lombards ; par exemple : Messieurs Tranchepain, Vilain et Michon.

Il y a néanmoins de ces droguistes en quelques autres endroits de la ville ; par exemple : Messieurs Andry, rue de la Vieille-Boucherie ; Brousset, rue Neuve-Saint-Médéric ; Moulin, rue des Trois-Maures ; Boileau, rue des Lavandières, etc.

Les uns et les autres vendent en gros et en détail généralement tout ce qui peut faire le sujet des opérations de la pharmacie et de la chimie, à l'exception de quelques métaux dont il sera parlé dans un chapitre à part ; de la plûpart des herbes qui sont vendues dans les halles et marchez par les herboristes, et des fleurs qu'on trouve dans leurs temps le matin, rue aux Fers près saint Innocent, ou chez les fleuristes ou bouquetières.

Les maîtres et gardes en charge de l'apothicairerie, sont Messieurs Clément, à l'Hôtel de Soissons ; Gaillard, rue Saint-Honoré près Saint-Roch, et Martël, rue Saint-Avoye.

Et ceux de l'épicerie et droguerie, sont Messieurs Harland, rue saint Jacques de la Boucherie ; Boudet, rue saint Martin, et Chabouillé, rue de la Cordonnerie.

Les apothicaires et épiciers, qui ne composent ensemble qu'un même corps, ont leur bureau au petit cloître sainte Opportune.

Il y a plusieurs apothicaires de cette communauté qui se piquent d'avoir chez eux un grand assortiment de préparations chimiques et pharmaceutiques ; par exemple :

Messieurs Geoffroy, rue Bourtibourg, et Bolduc (1), rue des Boucheries saint Germain, qui opère au Jardin Royal des Plantes.

M. Bourdelin, apothicaire de l'Académie royale des Sciences, a pareillement une apothicairerie fort complète dans sa maison rue de Seine, à saint Germain des Prez.

Il en est de même de M. Habert, syndic en charge des apothicaires des maisons royales, qui fait souvent des cours publics de chimie en son laboratoire, rue du Four, à saint Germain des Prez.

M. Rouvière, apothicaire ordinaire du roy et des camps et armées qui a fait deux préparations publiques de la thériaque d'Andromachus, avec un applaudissement général, vend d'ailleurs une eau vulnéraire

---

(1) Bolduc était le pharmacien de la famille de Saint-Simon, qui en fait l'éloge dans ses *Mémoires*. Quant à Geoffroy, voir le chapitre précédent.

qui est d'un très-grand effet dans les playes d'arquebusade, rue Saint-Honoré près Saint-Roch, où il a une boutique d'une propreté extraordinaire.

M. Lemory (Lémery), célèbre par son livre et par ses cours de chimie, qui a esté gratifié d'un privilége du roy, *en faveur de sa conversion*, continue ses exercices, et la distribution de ses préparations chimiques et du sel policrète de M. Seignette, chez lui au bas de la rue saint Jacques où il vend son livre, qu'on trouve d'ailleurs chez Estienne Michalet, près la fontaine saint Séverin.

M. de Blégny fils, apothicaire du roy sur le quay de Nesle, au coin de la rue de Guenegaud, tient aussi un assortiment complet de toutes les compositions, extraits, eaux distillées, sels, et magistères de la pharmacie galénique, et de la chimie, tant de la préparation de Paris, que de celle de Montpellier, de Provence, d'Italie, etc., aussi bien que les baumes verts, noirs et blancs du Pérou, de Judée, etc.

C'est le seul artiste à qui les descendants du Signor Hieronimo de Ferranti (Hieronimo Cei, edit. de 1691), *inventeur de l'Orvietan*, ayent communiqué le secret original.

Il dispense aussi tous les remèdes achetez et publiez par ordre du roy.

Une conserve et une liqueur pour la guérison des phtisiques et des poulmoniques.

Une tizanne filtrée pour purger doucement et agréablement la bile, la pituite et généralement toutes les superfluitez.

Une eau vulnéraire qui guérit le scorbut et les ulcères de la gorge, les cancers, les écrouelles ulcérées, la teigne et les ulcères malins et variqueux des jambes et d'ailleurs.

Une eau anodine qui appaise avec une promptitude surprenante la douleur des dents, toutes les espèces de coliques, les véroliques, les rhumatismes, les douleurs causées par le mercure, la sciatique et les gouttes des mains et des pieds.

Une liqueur de Jouvence qui rectifie les constitutions vicieuses, qui désopile les viscères obstruez, qui corrige les défauts de la digestion, qui guérit radicalement le vertige, la migraine et les vapeurs, qui règle les excrétions, en un mot qui rajeunit comme une espèce de fontaine de Jouvence.

Une Eau dissentérique d'une vertu infiniment au-dessus de la Racine émétique, puis que sans faire vomir ni causer la moindre incommodité, elle arrête infailliblement en une ou deux prises toutes sortes de cours de ventre, de flux de sang et de dyssenteries.

Un spécifique infaillible pour prévenir et pour guérir promptement, seurement et infailliblement les maladies vénériennes.

Des grains et des liqueurs balsamiques pour la guérison de la gonorrhée, des pertes blanches, de l'impuissance vénériennes, de l'incontinence d'urine, etc.

Une épreuve végétale qui guérit à jamais la douleur et la carie des dents.

Une eau hystérique qui abaisse les vapeurs des femmes et qui les délivre sur le champ des plus violentes suffocations et de la plupart des mauvais travaux.

Les eaux d'Ange, de Cordoue, d'amarante, de fleur d'oranges, de thim, et généralement les eaux odoriférantes et médecinales qui servent aux cassolettes philosophiques, pour parfumer et des-infecter les chambres, et pour guérir les maladies de sympathie.

Plusieurs Remèdes infaillibles pour guérir très-promptement les Décentes, sans opérations, sans rien prendre par la bouche, et quelquefois sans bandage ou sans retraite.

Une eau diurétique pour la dissolution et l'expulsion des glaires, du gravier et de la pierre des reins et de la vessie, et un grand nombre d'autres spécifiques experimentez pour les maladies des yeux, la sourdité, les bourdonnements d'oreilles, les ulcères du nez, les loupes, les signes, les porreaux, etc.

Une eau et un sel fébrifuges, qui guérissent les fièvres sans retour en très-peu de prises.

Tous ces remèdes sont distribuez dans des bouteilles et boetes cachetées sur lesquelles on fait coller l'imprimé qui enseigne leurs vertus et leurs usages.

Une personne solvable qui connoit la vertu de ces remèdes, s'oblige quand on le veut d'en payer la valeur en l'acquit des malades en cas qu'ils ne guérissent pas, pourvu qu'ils conviennent de les payer au double par une parfaite guérison.

Le sieur Fillesac, rue de la Bucherie, joignant les Ecoles de Médecine, vend toutes sortes d'eaux minérales artificielles.

Les eaux distillées, le cristal minéral, la crême de tartre, le sel policreste ordinaire, et généralement les drogueries chimiques se vendent en gros chez le sieur Courtier, au cul de sac des petits Carreaux.

Les huiles d'amandes douces, de noix, de semences froides, de pavôts, et autres tirées sans feu, sont extraites et vendues aux apothicaires et droguistes par un épicier qui demeure rue Montmartre près l'égout et par un autre qui demeure au carrefour saint Benoist, quartier saint Germain.

Les essences fortes et les huiles grasses de Provence et de Montpellier sont commercées par le sieur Verchant devant saint Honoré, et par les Provenceaux du cul de sac saint-Germain-l'Auxerrois.

L'esprit de vin est commercé en gros à la Devise Royale, sur le quay de Nesle; chez le sieur Butet, devant saint Roch, et chez la veuve des Barres rue S. André.

Les eaux de vie sont aussi commercées en gros par ledit sieur Butet, et encore par les sieurs Hazon, rue saint Martin, et Frotin, rue des Canettes.

Le sieur Guyon, apothicaire-épicier à la place Maubert, et un autre au cimetière saint Jean, font venir des vipères en vie de Poitiers.

M. Alary, apothicaire privilégié du Roy, qui (par l'infidélité de ses commis) s'est trouvé mal des bureaux qu'il avait établi dans les provinces, pour la distribution de ses tablettes fébrifuges, et de son sirop purgatif de la bile, ne laisse pas d'en continuer la distribution chez lui au bout du pont saint Michel, devant le quay des Augustins à l'enseigne du Page du Roy.

Ledit sieur Alary se propose de publier bien tôt un spécifique pour les fièvres continues, pour la pleurésie, etc., qui agira avec une promptitude extraordinaire.

On vend rue Saint-Denis à l'enseigne de la Providence près de la rue des Prêcheurs, une pommade qui répare tous les deffauts de la peau du visage, et qui donne une fort grande fraicheur au teint.

Tels sont les renseignements fournis par Blégny, et que j'ai rapportés sans y intercaler aucun commentaire. J'aurais voulu pouvoir y ajouter toutes les notes savantes dont M. Ed. Fournier s'est montré si prodigue. Il aurait fallu en outre citer toutes les variantes de l'édition de 1691, dans lesquelles Abraham du Pradel s'étend complaisamment sur d'autres produits de son invention ou de la fabrication de M. son fils. Mais en tout, il faut savoir se borner et nous sommes suffisamment édifiés par la longue énumération de 1692. La charlatanerie et la réclame de ce temps-là n'ont rien à envier au nôtre.

Toutes les adresses qu'on vient de lire se trouvent dans le premier volume publié par M. Ed. Fournier. Le second n'est pas paru et nous devons le regretter. Il nous aurait fourni, je n'en doute pas, d'autres curieuses indications, sur la vente et la fourniture d'une foule d'objets accessoires.

Je me contenterai pour terminer, de faire remarquer que tout cela corrobore surabondamment, tout ce que j'ai avancé dans les précédents chapitres.

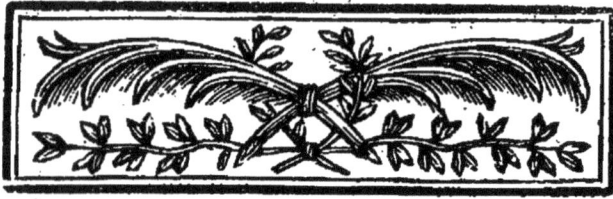

CHAPITRE XVI

LES PRODUITS NOUVEAUX ;

LE QUINQUINA ET L'IPECACUANA ;

LE CAFÉ, LE CHOCOLAT ET LE THÉ

Nous voici loin du temps où Venise et Gênes étaient les pourvoyeuses exclusives de tous les médicaments nécessaires aux malades de l'Europe entière. Les médecins et les apothicaires ne sont plus tributaires seulement de l'Asie et de l'Afrique. Un monde nouveau a été découvert ; avec lui de nouveaux produits ont été importés dans le vieux monde, et la thérapeutique peut désormais étendre le champ de ses expériences et tenter ses essais sur des médicaments dont la valeur et l'action restent à déterminer.

La reine de l'Adriatique avait perdu peu à peu son prestige commercial, et l'Espagne, dont la marine s'était développée en raison de l'extension énorme donnée à ses possessions des Indes occidentales, avait apporté à la Pharmacie de nombreux agents nouveaux. Ils arrivaient avec une réputation ébauchée au-delà des mers, ou faite par les pauvres Indiens que les Espagnols torturaient pour en tirer l'or dont ils chargeaient leurs galions.

L'engouement s'y était bien un peu mêlé dans le principe, et sans croire tout ce que nous révèlent les *Caquets de l'Accouchée*, il est probable que plus d'une matière vulgairement connue du public, avait été baptisée d'un nom barbare et vendue comme une chose précieuse venant d'Amérique. A ce titre encore, le XVII⁰ siècle marque donc dans l'histoire pharmaceutique et mérite de nous arrêter un moment. C'est alors qu'apparaissent plusieurs substances utiles relevant de la pharmacie, et dont les plus remarquables m'occuperont seules. Ce sont surtout le Quinquina, l'Ipécacuana et le Chocolat. Incidemment, je parlerai de l'usage du Café et du Thé, puisque leur naturalisation date de cette même époque.

Chacun connaît l'histoire de l'introduction du quinquina chantée à son apparition par La Fontaine. Elle date de 1649. Un vice-roi l'avait rapporté du Pérou et avait commencé sa réputation. Mais ce furent surtout le cardinal del Lugo et quelques Jésuites venant d'Amérique, qui en répandirent la connaissance et en vantèrent les précieuses qualités fébrifuges. Lémery, gardant un petit souvenir de sa vieille foi protestante, lançait un petit coup d'épingle rancunier à l'adresse des révérends pères, quand il disait à propos du quinquina : « Le trafic qu'ils en firent leur fut très-avantageux « et leur procura un grand gain. Car cette drogue eût le sort de « tous les remèdes heureux et salutaires qui commencent à pa-« raître : on la tint rare, difficile à avoir et on la vendit au poids « de l'or; on ne la trafiquait guère dans ces commencements « qu'en poudre, apparemment pour la rendre plus mystérieuse « et empêcher qu'on ne décrivit trop tôt sa nature et d'où elle « était tirée. Son nom ordinaire était *poudre du cardinal del Lugo* « ou *Poudre des P. P. Jésuites.* »

Le trafic productif que firent les Jésuites de leur poudre, prouve une fois de plus qu'ils faisaient une concurrence active aux apothicaires. Le soin avec lequel ils gardèrent leur secret, montre aussi que si les bons pères rapportaient tout à la plus grande gloire de Dieu, ils n'entendaient nullement sacrifier leurs intérêts à ceux de l'humanité. Ce secret fut acheté par Louis XIV à l'anglais Talbot, et c'est peut-être la meilleure action du grand roi, sinon la plus glorieuse.

L'invention de l'Ipécacuana, si l'on peut s'exprimer ainsi, est une réédition du *sic vos non vobis*. En 1686, un marchand français nommé Grenier, avait rapporté du Brésil cent cinquante livres d'une racine particulière qu'il nommait *Epicacuanha*. Ne sachant trop qu'en faire, il en confia, sous certaines conditions, une partie au célèbre médecin hollandais Helvetius, lequel exerçait la médecine à Paris et y avait la vogue en sa qualité d'étranger. Helvetius avec sa racine brésilienne, guérit d'abord la Dauphine d'un flux de sang contre lequel tous les remèdes avaient échoué jusque-là. Après une cure aussi retentissante, il obtint l'autorisation d'essayer son remède sur les malades de l'Hôtel-Dieu. Ces essais furent couronnés d'un plein succès, et le roi lui accorda une récompense de mille louis. Mais Helvetius oublia, comme il en était convenu, de partager cette somme avec Grenier ; celui-ci lui intenta un procès, le perdit naturellement, et pour se venger divulgua le secret d'Helvetius (1).

Le café, dont l'introduction en France se place entre 1644 et 1658, n'a jamais été vendu spécialement comme un médicament. Lémery en a fait l'objet d'un long article dans son *Dictionnaire des Drogues*, et l'on sait que ce fut à la galanterie de l'ambassadeur turc, Soliman-Aga, envers les parisiens et les belles parisiennes qui le visitaient, qu'on doit l'habitude et la mode de cette

(1) Maurice Reynaud : *Loc. cit.*

délicieuse boisson. Je n'en dirai pas davantage. Le cassis eut, pendant quelque temps, un sort à peu près semblable : Lémery parla avec éloge dans ses leçons, des vertus de ce ratafia et l'on en but par imitation. On planta partout des cassis, et l'on fit une foule de remèdes au cassis jusqu'au jour où la mode passa; il tomba alors au simple rang de liqueur de table ou de comptoir.

On a dit aussi que le chocolat fut introduit un peu plus tôt par le cardinal de Richelieu, frère du ministre de Louis XIII et mort en 1653 (1). C'était bien à titre de médicament qu'il s'en servait, puisque d'Argonne dit à ce sujet : « J'ai ouï dire à l'un de ses « docteurs, qu'il s'en servait pour modérer les vapeurs de sa rate « et qu'il tenait ce secret de quelques religieux espagnols qui « l'apportèrent en France. » Aussi, d'Argonne l'appelle-t-il une drogue. Mais une cause plus efficace de la faveur dont il jouit, fut surtout l'usage qu'en fit Marie Thérèse à Paris, lors de son arrivée après son mariage. Ce fut l'objet de toutes les conversations de la Cour. La jeune reine avait à son service une cameriste espagnole nommée la *Molina*, qui était spécialement chargée de le lui préparer en secret (2). On le sut bientôt, et Mademoiselle en parle avec quelques détails dans ses *Mémoires*. La Cour ne tarda pas à imiter la reine et Paris imita la Cour. Le premier privilège de vente et de fabrication, fut accordé à un nommé Chaillou.

En 1671, il n'avait pas encore franchi les murs de Paris, car Madame de Sévigné écrit à cette date, à sa fille : « Vous ne vous « portez pas bien! le chocolat vous remettra; mais vous n'avez « pas de chocolatière, comment ferez-vous? » Plus tard, la mode du chocolat étant passée, elle le décrie et prémunit sa fille contre son usage. « Il est la source des vapeurs et des palpitations; il « vous flatte pour un temps, puis il vous allume tout d'un coup

---

(1) *Mélanges d'Histoire et de Littérature*, par d'Argonne, sous le nom de Vigneul de Marolle.

(2) *Mémoires de Montpensier.*

« une fièvre continue qui vous conduit à *la mort !* Au nom de
« Dieu, ne vous engagez pas à le soutenir et *songez que ce n'est*
« *plus la mode du bel air !* » La mode du bel air ! Voilà le grand
mot lâché. Combien de fois ne l'a-t-on pas constaté? la mode
règne sur les médicaments comme sur toutes choses. Le maréchal
de Berwich, répondait à sa femme qui pensait comme Madame
de Sévigné : « Tu me parles toujours contre le chocolat, c'est
« pourtant une bonne chose et tout considéré, vaut peut-être
« mieux que le caffé, outre qu'à gens qui se lèvent matin, rien
« de si bon (1). » A un moment, le chocolat fut donc à la mode,
comme le café, comme les voyages à Chaudray chez Christophe
Ozanne, comme la fistule, comme tant d'autres choses qui sont à
la mode aujourd'hui et qui demain seront oubliées. Que j'en ai
vu mourir, hélas ! de ces remèdes ! Racine passera comme le café,
disiez-vous, belle marquise ! Toutes vos prédictions ne se sont pas
réalisées. Nous prenons encore du café, nous aimons encore les
beaux vers de Racine, et vous devez être bien étonnée si vous
apprenez dans l'autre monde, que

Le meilleur chocolat, est le chocolat Perron !

Le thé fut aussi connu en France, vers la même époque que le
café et le chocolat. Les Hollandais en faisaient usage depuis longtemps, en fumant leur tabac. Le chancelier Séguier en propagea
l'usage dans la société, vers 1630. Plusieurs thèses furent bientôt
soutenues à la Faculté de médecine, pour ou contre. Morisset,
dans la sienne, soutenait contre Guy Patin (l'adversaire était mal
choisi), qu'il donnait de l'esprit. Quelques années après, Cressé,
un autre médecin, soutint une thèse nouvelle sur ce même sujet,
qu'il dédia au chancelier et que par flatterie, il fit orner de son
portrait gravé par Nanteuil.

On trouve assez souvent de ces thèses inaugurales sur le café,

(1) *Lettre de Flandre,* 1703.

le thé et le chocolat, et elles se vendent encore cher (1).

Enfin, si cela peut intéresser quelques curieux, j'ajouterai pour terminer que le café valait à Amsterdam, à la fin du XVIIᵉ siècle, 31 sous la livre, le thé de 2 à 20 florins suivant la qualité ; et le cacao seulement de 6 à 8 sous la demi-livre. Le commerce de toutes ces denrées, à part les droits de douane, fut libre pendant un certain temps ; mais les embarras financiers de Louis XIV, au moment de la guerre de la Ligue d'Augsbourg, attirèrent sur ces produits l'attention de Pontchartrain, et M. H. Martin dit qu'ils furent monopolisés, affermés et tarifiés en 1692, comme l'était déjà le tabac. Cependant d'après Savary, la vente du café fut libre jusqu'en 1723.

Aujourd'hui, le quinquina et l'ipécacuana ont leur réputation établie ; ce sont deux agents puissants et sûrs de la médication actuelle. Le café, le chocolat et le thé font partie de l'alimentation publique et rendent, dans les diverses préparations qu'on leur fait subir, de réels services aux malades, aux convalescents, ou flattent simplement les sens des gourmands. Mais avant d'entrer dans les habitudes médicales ou économiques, tous eurent à lutter contre la routine de la Faculté de médecine qui se refusait, avec une obstination inébranlable, à admettre aucune nouveauté. Elle repoussait avec la même violence les théories médicales qui n'étaient pas dans Hippocrate, dans Galien ou dans Avicenne. Elle repoussait également tout médicament inconnu de Dioscoride ou de Matthiole.

Les médecins se divisaient en deux camps ennemis : dans le premier, celui de la résistance, on trouvait la Faculté presque tout entière, et Guy Patin n'était pas des moins ardents ; dans l'autre, combattaient les intrus, les étrangers, les médecins de Montpellier

_____

(1) Louis XIV commença l'usage du thé en 1670 ; il essaya du café en 1693, mais il ne lui réussit pas. Plus tard il l'essaya de nouveau et en prit jusqu'à sa mort.

ou les jeunes médecins de la Société royale de médecine. Malheureusement pour les premiers, mais heureusement pour la science, le public par goût, se mettait presque toujours du parti des novateurs contre les docteurs régents. Et c'est ainsi que la matière médicale s'est peu à peu enrichie de son arsenal relativement moderne.

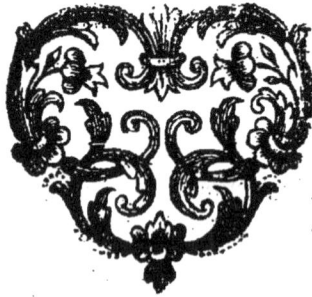

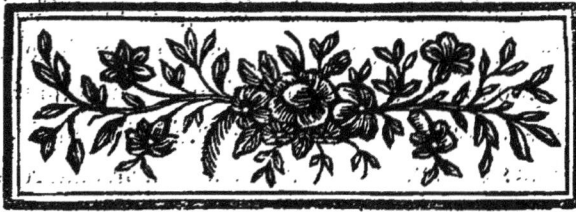

CHAPITRE XVII

LE THÉATRE ET LA CARICATURE ;

LES RIDICULES ;

MOLIÈRE ET LEMERY.

Parler des médecins et des apothicaires du XVIIᵉ siècle, sans dire un mot de cette débauche de plaisanteries que le grand siècle à déversées, sans mesure, sur la médecine et la pharmacie, ce serait laisser la tâche à moitié route et avoir l'air de craindre les rieurs. Je ne veux faire ni l'un ni l'autre.

M. M. Reynaud, dans le livre que j'ai souvent cité, a essayé dans la mesure possible, de venger les médecins de toutes les moqueries décochées contre eux par Molière ; et bien que la tâche fut ingrate, il y a réussi en grande partie. Mais médecins ou apothicaires, nous en devons prendre bravement notre parti, les deux professions par certains côtés, prêteront toujours trop facilement à rire : à ceux qui se portent bien, parce qu'ils n'ont pas besoin de nous ; aux malades, au contraire, parce que nous ne pouvons pas toujours les guérir. Il est des prétentions et des travers qui, pour être professionnels, ne sont pas moins de tous les temps, et contre lesquels ne prévaudront jamais ni la risée, ni la satire ; ils tiennent à la faiblesse humaine et se retrouvent d'ailleurs un peu dans toutes les conditions sociales. « Les médecins font assez souvent pleurer, pour qu'ils fassent rire quelquefois, » répondait Louis XIV assez justement à ceux qui venaient se plaindre à lui, que Molière eût mis les quatre médecins de la Cour sur la scène, dans l'*Amour Médecin*. Il n'y a peut-être pas de meilleures raisons du ridicule dont on nous a couverts. On prétend aussi, aujourd'hui que les secrets intimes de la vie de Molière nous sont mieux connus, qu'il se vengeait sur les médecins de leur impuissance à le guérir de la maladie dont il mourut (1).

Le Boulanger de Chalussay, dans son ignoble pièce d'*Elomire Hypocondre*, dit positivement que Molière s'est peint dans le *Malade imaginaire*, comme il avait étalé ses tracas domestiques dans *Sganarelle* et dans le *Misanthrope*, à d'autres points de vue. Tout cela est assez vraisemblable.

Nous n'avons pas échappé, et nous ne le pouvions pas, aux traits du grand comique ; cela était tracé d'avance. L'apothicaire alors était trop activement mêlé aux pratiques de la médecine, pour éviter quelques-uns des brocards dirigés contre les membres de la Faculté. Du reste, étant données les conditions dans lesquelles furent faites les deux farces, *M. de Pourceaugnac* et le *Malade Imaginaire*, quelle chose plus drôle pouvait-on mettre sur la scène, que la vue d'un homme bien portant, florissant de santé, poursuivi par une bande de bouffons armés chacun d'une seringue, pendant que le chœur des médecins chante :

---

(1) Maurice Reynaud ; *Loc. cit.*

Pigliato su.....

Che non ti fara male,

et courant un désopilant steeple-chase, pour savoir qui le premier arrivera au but. Il faudrait n'avoir aucune idée de la propagation du rire dans la foule, pour ne pas savoir qu'une pareille scène aura toujours un grand succès. Dire que c'est très-délicat, et que le *Tartuffe*, le *Misanthrope*, l'*Avare* ou les *Femmes savantes* ne contiennent rien de plus élevé, comme style et comme conception, ceci est une autre affaire. On peut faire les mêmes réflexions sur la scène de M. Fleurant, et sur la lecture de son minutieux mémoire; toutes deux sont destinées à provoquer éternellement le rire.

Molière, on le sait, n'est pas le seul ni le premier, qui ait porté les ridicules des médecins et des apothicaires au théâtre : Regnard, Champmeslé, d'Hauteroche, et avant eux la comédie italienne et les auteurs des fabliaux du Moyen-Age (1), avaient tiré un parti facile du grotesque plus ou moins vrai, dont les deux professions environnaient la pratique. Les traits lancés contre les apothicaires visent presque toujours leur séringue et leurs lavements; ceux qu'ont reçus les médecins ont été égalés, sinon dépassés. Pour s'en assurer, il suffit d'ouvrir les œuvres de Molière d'abord, puis aussi le *Médecin Volant* de Boursault, imitation d'une parade de Molière portant le même titre et qui n'est elle-même qu'une traduction d'une bouffonnerie italienne.

Une note de M. V. Fournel dans les *Contemporains de Molière* (2), à propos d'une scène du *Médecin Volant*, est tout à fait topique. Dans cette scène Crispin, transformé tout à coup en médecin des urines, se livre devant le public aux excès les plus dégoûtants du bas comique, et ces moyens de dérider les assistants,

---

(1) Le *Médecin malgré lui* est tiré d'un Fabliau intitulé : *Le Vilain Mire.*
(2) T. I, p. 113.

arrachent à M. Fournel les réflexions suivantes : « Remarquez avec quelle prédilection les auteurs comiques et Molière, au premier rang, appuient sur les côtés repoussants de la médecine. Les docteurs de Molière, comme ceux de Regnard, ne manquent jamais de demander tout d'abord : — Va-t-elle où vous savez? La matière est-elle louable? — Ils s'appellent Purgon, Diafoirus, Clistorel, et on sait le rôle que jouent les apothicaires avec leurs lavements. Le médecin aux urines était d'ailleurs un personnage important, et Le Boulanger de Chalussay dans *Elomire Hipocondre* (Scène III), a mis tout au long ce répugnant Esculape en scène, et expliqué sa spécialité en détail..... C'était une tradition du bas comique, mais fondée sur la réalité. »

On connaissait le médecin des urines depuis bien longtemps, et Maître Pathelin contrefaisant le malade dit au Drapier, qu'il feint de prendre pour un médecin :

.... Et mon orine,
Vous dit-elle point que je meurre (1)?

L'étude du théâtre comique nous offrirait, du reste, de curieux renseignements. Dans *Crispin Médecin*, on voit avec étonnement que le médecin est un ignorant, tandis que le chirurgien y montre un grand sens (Acte II, scène V). La pièce contient des allusions nombreuses aux discussions de l'époque, touchant la circulation et la transfusion du sang. Les querelles des médecins et des chirurgiens, ainsi que les questions scientifiques qui enflamment les deux camps formés au sein de la Faculté, ont franchi les feux de la rampe et l'auteur paraît prendre fait et cause pour les novateurs.

Dans les *Grisettes* ou *Crispin-chevalier* de Chevillet de Champmeslé, l'auteur place un apothicaire du nom de Pruneau; il est

---

(1)   Certes il set plus de mécines
Et de vrais jugemenz d'orines
Que onques, ne sot Ypocras. (*Le Vilain Mire*. Fabliau, XII·

parfaitement ridicule; comme tous les autres personnages de la
pièce qui roule sur un interminable imbroglio. Pour donner une
idée du procédé de Champmeslé, acteur de talent et écrivain d'un
certain mérite pourtant; il suffit de dire que Coclet, le compère
de Pruneau, est chargé d'amuser le public au moyen d'un bégaie-
ment-exagéré ; pour former un vers de douze pieds, certaines syl-
labes sont répétées huit ou dix fois : ce n'est pas plus difficile que
cela.

Consolons-nous de ces traits par leur exagération même, et fai-
sons notre profit de cette réflexion philosophique de M. Reynaud :
« Des ridicules que Molière a flétris, dit-il, la plupart sont morts
grâce à lui, et nous l'en remercions. Quelques-uns subsistent et
subsisteront toujours. » Nous n'y pouvons rien vraiment, et ceux
qui se portent bien se moqueront longtemps de nous : attendons-
les patiemment, nous auro   notre heure.

Si Molière a fait rire à si bon marché avec ses valets d'apothicaires, les médecins du temps, les vrais et les premiers médecins
ont plus d'une fois prêté plus sérieusement le flanc à la plaisanterie. Je ne parle pas ici de la circulation, ni du quinquina; c'é-
taient là de grandes questions qu'on ne pouvait résoudre au pied
levé. Il en est d'autres, tout à fait secondaires, où des médecins
de mérite ont fait pauvre figure. Guy Patin, Brayer et d'autres
membres de la Faculté, dépensèrent deux mois de délibérations
sur l'important objet connu sous le nom de *Question du Pain
mollet* (1668). On venait, en effet, pour ces petits pains de luxe,
de substituer la levûre de bière au levain ordinaire. Chargés de
juger la levûre au point de vue hygiénique, quarante-cinq docteurs-régents contre trente décidèrent qu'elle « était contraire à
la santé et préjudiciable au corps humain, à cause de son âcreté
née de la pourriture de l'orge et de l'eau. » Et voilà comme quoi
votre fille est muette ! dirai-je, puisque je quitte Molière à l'instant. Guy Patin, une des lumières qui rendit ce beau jugement,

écrivait à ce propos ce digne commentaire : « Messieurs du Par-
« lement ont député six médecins de notre Faculté, desquels je
« suis l'ancien. Nous nous assemblons un de ces jours et ferons le
« procès à cette levûre de bière qui *n'est qu'une vilaine crasse.* »
Ainsi, le Parlement en l'air, toute la Faculté assemblée, pour savoir si on peut faire lever de la pâte avec la levûre, mieux ou aussi
bien qu'avec du levain. Malouin, que nous revendiquons comme
un des nôtres, était de l'opposition et pour la levûre. La Condamine
a mis toute cette dispute en petits vers sous le titre l'*Origine du
Pain mollet*, et il y fait dire à Brayer :

> Il conclut que la mort volait,
> Sur les ailes du Pain mollet (1).

Un dernier trait pris encore dans cette féconde correspondance
de Guy Patin ; cela vaut son opinion sur la levûre de bière et le
pain mollet, et montre à quel point un homme d'esprit peut
devenir naïf quand la passion du parti pris rétrécit et égare son
jugement. Il écrivait dans le fort de la querelle de l'antimoine :
« L'antimoine a été condamné par deux décrets solennels de notre
« Faculté, tous deux autorisés par la cour du Parlement, par
« arrêt, l'un en 1566 et l'autre en 1615. Il fallait premièrement,
« casser ces deux décrets par trois assemblées tenues exprès ; on
« n'a rien fait de tout cela, et ainsi l'*antimoine demeure poison.* »
N'est-ce pas adorable de naïveté ! Poison par arrêt solennel !
Pauvres apothicaires, que vous êtes bien vengés ! Brid'Oison par
anticipation, Guy Patin se serait volontiers écrié : La a a forme !!!

La caricature, comme on pense, ne nous a pas plus épargnés
que le théâtre. Je n'ai pas la prétention de rapporter ici toutes
celles qui ont été dirigées contre nous ; je me bornerai à deux

---

(1) Legrand d'Aussy : *Vie privée des Français.* Fagon dans le *Journal de la santé de
Louis XIV*, récrimine mainte fois, contre les pains à la levure. C'était la quantité et non la
qualité, qui gênait son royal client.

exemples. Je trouve le premier dans les *Proverbes de Lagniet* (1657). La gravure dont je parle, représente un médecin-apothicaire, tenant une fiole à la main et monté sur un âne. La mort est en croupe derrière lui et pique le baudet d'une flèche. Le couple sinistre cotoye les murs d'un cimetière ; cela s'appelle les *Inséparables*.

Dans l'autre, on voit un médecin gros et réjoui traîné par deux pauvres diables, précédés par un garçon apothicaire, habillé en heiduque et portant la seringue traditionnelle prête à fonctionner. A la suite vient d'allure délibérée, la canne à la main et le tricorne sous le bras, un gros apothicaire au rire grimaçant, de la poche duquel sort une fiole portant le mot : *Anodyne*. Cette gravure est du commencement du XVIIIe siècle.

Ainsi bafoués et raillés, les médecins et les apothicaires l'ont été de tout temps. Mais qu'est-ce que cela prouve? Qu'il y avait, et qu'il y a encore là, des ridicules comme dans toutes les professions. Car de laquelle ne s'est-on pas moqué au théâtre et dans la caricature? Quel état n'a pas provoqué sur la scène, le rire de la foule? Racine a ridiculisé les juges ridicules dans la personne de Dandin, et cela n'empêche pas les anciens parlementaires d'avoir contribué, comme juges, comme politiques et comme écrivains, à la gloire de la France, ni la justice française de jouir dans le monde d'une réputation méritée. Lesage a bafoué les Traitants, dans son personnage de Turcaret et pourtant Lavoisier s'est acquis l'estime générale, dans un moment où les fermiers-généraux n'étaient pas en odeur de sainteté. Pour quelques médecins ridicules ou ridiculisés, nos Facultés ont fourni à la France des hommes justement remarquables, dont les noms ne périront jamais. Les apothicaires eux-mêmes, dans un rang plus modeste, ont conquis par leur mérite, leur savoir et les nombreuses découvertes utiles auxquelles leurs noms sont attachés, le droit de réclamer aussi leur place dans la liste des hommes célèbres, et il en est plus d'un dont la France s'honore à juste titre.

La littérature française est d'ailleurs celle qui s'est le plus mo-
quée des médecins et des apothicaires. Les anglais ont à peine
quelques morceaux où l'apothicaire soit mis en cause. Quand
Shakspeare dans *Roméo et Juliette*, en met un sur la scène, il en
fait un pauvre marchand qui n'est pas sans dignité. Il le fait si
pauvre qu'il est certain que l'or le tentera. — C'est ma pauvreté
qui consent, dit-il, et non ma volonté. — Et sa pauvreté est si
grande, Shakspeare a bien soin de le dire, qu'elle ne résiste pas
à la vue de quarante ducats. La scène est dramatique et vraie ; elle
n'est pas ridicule. Il faut dire aussi, avec *Figaro*, qu'en France
nous avons une tendance bien marquée à rire de tout, afin sans
doute de n'avoir pas à en pleurer.

Tandis que la Cour et les badauds de Paris et de Versailles s'é-
gayaient aux dépens de M. Fleurant et des matassins de M. de
Pourceaugnac, la foule des gens intelligents, les Rohaut, les Ber-
nier, les Auzout, les Régis, assiégeait une petite maison de la rue
Galande où un jeune homme faisait publiquement un cours de
chimie, dégagé de ce langage obscur auquel avaient accoutumé
avant lui les chimistes et les alchimistes. « Ce jeune homme sur
« lequel tous les regards sont fixés, aux paroles duquel toutes les
« oreilles prêtent une si vive attention, vous le devinez, c'est une
« révolution personnifiée, c'est *Nicolas Lémery.* Pourquoi ce
« grand concours et cet empressement? C'est qu'à de profondes
« connaissances, il sait unir l'art de les exposer d'une manière
« simple, accessible à tous et d'éclairer ses leçons par des expé-
« riences brillantes et précises. C'est qu'abandonnant le langage
« énigmatique et voilé de ses devanciers, il consent à parler chi-
« mie en français (1). » Et ce n'était pas seulement la foule des
étudiants qui encombrait cette étroite rue Galande, et prenait
d'assaut cette petite maison au sous-sol obscur. Non, il y avait là

(1) Dumas : *Leçons de Philosophie chimique.*

des équipages dorés qui amenaient les princes et les grands seigneurs, et des chaises à porteurs d'où descendaient les grandes
dames, avides elles aussi, d'écouter le novateur. Va, grand
homme! joue pour la dernière fois ce personnage si tristement
comique d'Argant, et fais rire ton public aux dépens des médecins
et des apothicaires! Ils l'ont bien mérité puisqu'ils ne peuvent te
sauver et te donner le temps de produire les chefs-d'œuvre que
tu médites encore! Succombe à la peine, hélas! car tu n'es pas
un malade imaginaire, mais un vrai malade qui va mourir chargé
d'une gloire à laquelle rien ne manque. Ceux dont tu étales les
ridicules, possèdent en ce moment même, un collègue qui les
venge et que ses contemporains appellent déjà *le grand Lémery!*
Soyez-en sûr, cette foule silencieuse et attentive ne pense guère au
Malade Imaginaire! Mais cet enthousiasme et cet empressement
ne durèrent pas plus longtemps que la tolérance de Louis XIV.
Le grand roi avait de nombreux péchés à expier; il était pris enfin
d'un beau zèle religieux! Dix ans après, en 1685, la rue Galande
était déserte, les fourneaux éteints, et Lémery avait connu le
chemin de l'exil. Il était protestant, et l'édit de Nantes allait être
révoqué.

Lémery avait bien essayé de lutter de toutes les façons, mais
les conseillers et les directeurs du roi étaient sévères pour les
autres ; rien ne put les faire fléchir. En 1681, on lui interdit
d'abord ses cours publics, et il dut se résigner au simple rôle
d'apothicaire et de préparateur de fards blancs et roses. Bientôt
même, cette ressource lui manqua. En 1683, il réussit à passer
en Angleterre malgré les difficultés, et y vécut quelque temps
assez péniblement. Il fut présenté à Charles II, et lui offrit la cin-
quième édition de son *Traité de Chimie*. Ne pouvant supporter
plus longtemps l'exil, il rentra en France et prit le bonnet de
docteur à Caen. Il pensait être plus libre; l'exercice de la médecine fut interdit aux protestants.

La pauvreté était venue au milieu de toutes ces tribulations ; il avait une femme et des enfants et c'est à peine s'il avait pu subvenir à leurs besoins, en donnant des leçons aux frères du marquis de Ségnelay et à lord Salisbury. Enfin en 1686, lassé par les persécuteurs ou ébranlé dans ses convictions, il abjura avec toute sa famille et rentra dans le giron de l'Eglise. Dès lors, la fortune et tous les honneurs lui revinrent, et il fit bientôt partie de l'Académie des sciences où l'appelait son mérite. Il y occupa longtemps une place des plus distinguées.

Nicolas Lémery n'est pas seulement un pharmacien de premier ordre et un chimiste remarquable, c'est aussi un médecin d'une grande valeur. Le premier, il combattit la théorie embryogénique de l'emboîtement, et affirma que les monstruosités étaient dues à des causes externes. Ces vues ont été confirmées tout récemment par les travaux des embryogénistes (1).

Le rôle de Lémery, à la fin du XVIIe siècle, a clos dignement les errements de la vieille pharmacie. Il a inauguré un autre enseignement et de nouvelles vues : avec lui naissent la chimie expérimentale et la pharmacie raisonnée. Il a lutté avec force contre la polypharmacie ; mais cette entreprise redoutable contre les habitudes séculaires de la médecine et du public, ne pouvait être l'œuvre d'un jour. Il a jeté les bases d'une réforme qui n'a été accomplie définitivement que de nos jours.

----

(1) V. un travail de M. C. Dareste sur la Tératologie.

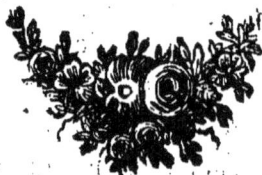

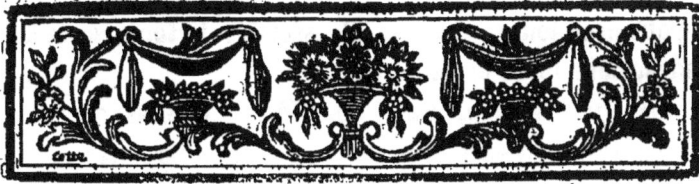

CHAPITRE XVIII

LA PHARMACIE MILITAIRE;
LE XVIIIe SIÈCLE ET LA FONDATION DU COLLÉGE DE PHARMACIE.
CONCLUSION.

Arrivé près du terme de ce travail, il ne me reste plus qu'à jeter un coup d'œil rapide sur les quelques changements apportés à la législation, pendant le cours du XVIIIe siècle, par les ordonnances de Louis XV et de Louis XVI. Nous touchons au moment où l'ordonnance de 1777, doit opérer une révolution profonde dans les conditions de l'exercice de la pharmacie. Mais auparavant, il convient de dire un mot de la pharmacie militaire et du rôle trop restreint qu'elle a joué dans les armées de la monarchie. « Maintenant, dit Jean de Renou, au siècle où nous
« sommes, les roys font bien davantage; car ils ne se contentent
« pas d'avoir et de porter à la guerre quelques petites boëtes ou
« bouteilles pleines de baume comme les anciens princes, mais

« mêmes font venir à leur suite et font charrier des boutiques
« d'apoticaires toutes entières et assorties de toute sorte de re-
« mèdes, pour leurs armées. »

Le docteur Philippe, sans nous dire à quelles sources il a
puisé ses renseignements, prétend que la pharmacie militaire
existait en France dès le règne de Henri II, et qu'on la vit fonctionner dans les armées qui assiégèrent Metz et Thionville, sous
ce prince. Il existe bien en effet, un édit du 15 mars 1549, ordonnant qu'il y ait à bord de chaque galère, un *barbier* pour le
service de *médecine et de chirurgie*, mais ce n'est certes pas
assez, pour appeler cela une organisation de la pharmacie militaire, ni du service de santé (1).

Moreau de la Sarthe (2) affirme au contraire, qu'elle apparaît
pour la première fois seulement, dans les comptes de l'armée
qui assiégea Casal, en 1629, sous le ministère de Richelieu. Le
Grand Cardinal, comme disait Colbert, est d'ailleurs un des premiers qui se soit occupé minutieusement, de l'état matériel du
soldat, dans les armées françaises et l'histoire des opérations du
siège de La Rochelle en est une preuve éclatante. Je ne vois donc
aucune bonne raison pour enlever à Richelieu l'honneur de
cette excellente amélioration. Aussi retrouve-t-on ce service ru-
dimentaire de la pharmacie, fonctionnant pendant ce même
siège de La Rochelle, en 1628, ainsi qu'à l'armée qui détruisit
les murs de Montauban en 1629. Il fut plus tard réglementé par
les ordonnances de 1643 et 1712. C'est alors qu'il fut placé sous
le contrôle immédiat du premier médecin de l'armée. Bayen qui
faisait partie de l'expédition dirigée contre Minorque en 1756,
par le trop galant duc de Richelieu, donna à la pharmacie militaire, une importance et un éclat remarquables. Il obtint peu
après, le titre de pharmacien en chef du Camp et des Armées.

(1) Isambert; T. XIII.
(2) Encycl. Méth.

La pharmacie militaire ne fut toutefois placée à un rang digne d'elle, qu'en 1781, et depuis ce temps, elle n'a pas cessé un seul instant de le tenir avec honneur. Bayen et Parmentier, associés dans une œuvre commune, furent la gloire de la pharmacie, dans les armées de la Révolution et de l'Empire.

De tout cela, il résulte qu'autrefois le service de médecine militaire était à peu près laissé aux hasards du temps et du lieu. Pendant un siége, médecins et apothicaires, chirurgiens et barbiers étaient requis et faisaient de leur mieux. En voici un exemple pris dans un livre bien intéressant. En 1589, la ville de Pontoise défendue par les ligueurs, était tombée après un siége important, au pouvoir des troupes royales et avait été frappée d'une contribution de guerre de 60000 écus, réduite un peu plus tard à 45000. Tout le corps médical de la ville, médecins, chirurgiens, apothicaires, barbiers « *et saigneurs* » avaient fait leur devoir et comptaient avoir assez fait par leur dévouement. Ils prétendirent ne rien payer de cette contribution. Représentés par Robert Petit, Etienne Prévost, et André de Montreuil, ils plaidèrent contre la municipalité, se basant sur des lettres du roi, du 14 août 1589, d'après lesquelles ils avaient été déchargés de toutes contributions, en raison des soins qu'ils avaient donnés à 800 malades et blessés, pendant la durée du siège. La ville leur objectait qu'il leur avait été alloué un écu par malade, pour les soins et les remèdes, mais ils répondirent que ces soins avaient duré six mois, et que d'ailleurs c'étaient les blessés eux-mêmes qui avaient reçu l'allocation. Malgré tout, ils durent payer leur part des frais de la guerre (1). Ce petit débat peint admirablement l'état des professions médicales de ce temps.

Louis XV fit très peu de chose pour la pharmacie; et dans quelques-unes de ses ordonnances qui la concernent, il s'occupe

---

(1) H. Le Charpentier : *Pontoise pendant la Ligue.*

surtout de réglementation étroite à l'endroit de la religion. Le vieil esprit catholique, livre là son dernier combat et les dévots conseillers du roi, qui gouvernèrent sous son nom pendant sa minorité et presque tout son règne, lui arrachèrent facilement cette dernière arme émoussée contre la liberté de conscience.

Dans l'ordonnance du 14 mai 1724, il est dit à propos de la religion : « Les médecins, chirurgiens, apothicaires et sages-femmes, ensemble les libraires et imprimeurs, ne pourront être admis à exercer leur art et profession, dans aucun lieu du royaume, sans rapporter une pareille attestation (de catholicisme) de laquelle il sera fait mention dans les lettres qui leur seront expédiées, même dans la sentence des juges à l'égard de ceux qui doivent prêter serment devant lui, le tout à peine de nullité. »

L'article 8 de cette même ordonnance, disait encore : « Voulons que les médecins *et à leur défaut, les apothicaires et chirurgiens, qui seront appelés pour visiter les malades*, soient tenus d'en donner avis aux curés ou aux vicaires des paroisses, dans lesquelles lesdits malades demeureront, aussitôt qu'ils jugeront que la maladie pourrait être dangereuse, et cela, la première fois sous peine d'amende, et d'interdiction en cas de récidive. » C'est comme on voit, une disposition analogue à celle qui était encore en vigueur, il n'y a pas longtemps, dans les anciens Etats de l'Eglise, où le médecin ne pouvait donner ses soins à un malade, si celui-ci n'avait d'abord été administré. C'est presque une obligation canonique, car les décrétales ordonnent aux médecins de faire d'abord confesser leurs malades, sinon de leur refuser leurs soins. Voyez à ce sujet le *Miroir de la vraie Pénitence*, de J. Passavanti.

Un autre trait de mœurs, renfermé dans cet article 8, c'est la faculté ouvertement reconnue aux apothicaires, de pouvoir être appelés dans certains cas à visiter les malades. C'était la même

obtenaient ainsi une quasi indépendance. A la création de ce Collège, dont l'installation se fit avec un éclat tout particulier, figuraient les noms bien connus de nos vieux maîtres : Rouelle, Charlard, Bayen, Brongniard, Deyeux, Demachy, Valmont de Bomare, Parmentier, etc. Le roi concédait, comme faveur insigne, le droit de faire porter au suisse, la grande livrée royale et la petite livrée aux concierges, jardiniers et domestiques. Mais le Collège obtenait surtout la liberté dans son enseignement, assujeti jusque-là à la suprématie de la Faculté et cela valait beaucoup mieux.

L'Assemblée Nationale n'apporta aucun changement au fonctionnement du Collège de Pharmacie ; ce fut la seule société savante qui ne fut pas boulversée par la tourmente révolutionnaire. En 1791, après avoir proclamé la liberté de tous les métiers, de la Pharmacie comme de tous les autres, le gouvernement fut obligé quelques semaines après, de céder aux justes réclamations du public et de revenir à la réglementation antérieure (1). Le Collège changea son nom, s'appela, *Société Libre des Pharmaciens de Paris* et reprit son ancienne organisation. Elle fut autorisée par un décret du Directoire du 3 prairial an V (1797) sous le nom d'*Ecole gratuite de Pharmacie*. Puis enfin dernier changement, elle redevint la *Société de Pharmacie*, lors de la création des Ecoles de Pharmacie, après la promulgation de la loi de germinal, an XI ; elle n'a pas cessé de fonctionner depuis sous ce dernier titre, et vient d'être reconnue établissement d'utilité publique, par un décret du Président de la République, en date du 5 octobre 1877.

Le docteur Philippe prétend que l'apothicaire à la Révolution,

---

(1) Loi du 17 avril 1791, d'après un décret de l'Assemblée Nationale, du 14, qui commence ainsi : L'Assemblée Nationale, après avoir entendu son Comité de salubrité, sur un abus qui s'introduit dans l'exercice de la Pharmacie, considérant l'objet et l'utilité de cette profession, décrète, etc.

fit comme tout le monde, dépouilla le vieil homme et las d'entendre de toute part ridiculiser son nom, le changea pour se faire appeler : Pharmacien. C'est une grave erreur, ou une mauvaise plaisanterie ; le mot n'est pas un néologisme de la Révolution. A Paris, dans toutes les grandes villes, dans quelques ordonnances, et dans plusieurs livres, on trouve déjà ce mot bien avant le XIX⁰ siècle. Jean de Renou dit plutôt pharmacien qu'apothicaire. Il fait même la distinction suivante : « Toutefois, dit-il, il y en a qui font différence entre le nom de pharmacien et d'apothicaire ; car ils disent que le pharmacien compose et mictionne les médicaments, tandis que l'apothicaire les entasse, en un lieu propre et les vend en gros et en détail. » François Verny de Montpellier, dans son édition de la *Pharmacopée de Brice Bauderon* (Lyon 1672), adresse sa préface « *à Messieurs les Pharmaciens célèbres et sincères du Royaume.* » Ce fut une affaire de mode comme en toute chose et le nom de Pharmacien s'est peu à peu substitué à celui d'Apothicaire ; c'est ainsi que l'avoué a pris la place du procureur, et le notaire celle du tabellion ; voire même le coiffeur celle du perruquier.

J'ai fini cette longue exposition du rôle de la Pharmacie à travers les âges, et surtout pendant les temps qui ont précédé en France, la loi du 21 germinal, an XI. Je n'ai certes pas tout dit, et je n'en avais nullement la prétention. J'ai seulement montré, au moins ai-je essayé de le faire, par quelles vicissitudes a passé l'exercice de cet art.

Confié dans le principe aux mains des médecins, les seuls dépositaires de toute la science médicale, ce sont eux seuls qui sont les vrais pharmaciens de l'antiquité et de la plus grande partie du Moyen-Age. Mais comme les anciennes constitutions sociales ne se préoccupaient pas de la protection de la société, aussi étroitement que nous la comprenons actuellement, cette profession fut longtemps exercée corrélativement, en totalité ou en partie, par le premier venu. A ce moment, nous la voyons tiraillée de toute part, dépécée pour ainsi dire. En même temps qu'elle est l'apanage obligé des Physiciens et des Mires, d'autres professions ne se font pas faute d'en tirer à elles une portion plus ou moins considérable. Nous trouvons alors les Regratiers, Epiciers, Apothicaires, Aromataires, Droguistes, Herbiers, Herbières, Chirurgiens, Barbiers et Charlatans, gagnant leur vie aux dépens du public en exploitant telle ou telle branche de la Pharmacie, sans que dans cette anarchie professionnelle, nous sachions bien au juste quelle est la part de chacun.

Tel est le sort de notre profession en France jusqu'au commencement du XVIe siècle. La monarchie est alors plus fortement constituée : le pouvoir souverain ramène ses yeux de l'extérieur vers l'intérieur, et bientôt l'organisation sociale progresse et suit la marche ascendante de la civilisation. Les différentes forces ou institutions de l'Etat se dessinent plus nettement, et tendent, suivant l'esprit du temps, à se cantonner, à se délimiter, à se séparer. Les corporations de métiers dont fait encore partie la Pharmacie, obéissant à l'impulsion générale, vivent suivant les statuts que l'autorité leur a octroyés ; et leurs privilèges particuliers étant à peu près fixés, elles les défendent avec une rigoureuse âpreté. C'est alors qu'on sépare l'Epicerie de la Pharmacie en plaçant celle-ci, en la laissant plutôt, sous la tutelle de la Faculté de médecine qui garde pour elle-même et pour longtemps encore, le droit de l'exercer à son gré.

Animés d'une existence particulière, sorte de *self-governement*, dans l'intérieur de leur corporation des Epiciers-Apothicaires, ceux-ci durent néanmoins reconnaître toujours l'autorité inflexible, routinière et souvent malveillante de la Faculté. Mais dans le courant du XVIIIe siècle, la Faculté ayant perdu de son prestige, les Pharmaciens obtinrent une réglementation et une législation plus paternelles et s'attirèrent, grâce à leur savoir évident, grâce surtout aux progrès qu'ils imprimèrent aux sciences chimiques et naturelles, une considération plus grande qui leur permit d'attendre au moins la loi de germinal. Si elle n'est pas absolument suffisante, elle donne au Pharmacien deux choses indispensables : indépendance et dignité.

Dans le consciencieux examen auquel je me suis livré, je n'ai nommé presque personne, je n'ai signalé aucun des grands services rendus par la Pharmacie aux sociétés modernes. Je n'ai parlé d'aucune de ces découvertes scientifiques qui nous sont dues, et qui placent sous certains rapports, la civilisation et l'industrie modernes, si loin et si fort au-dessus de l'antiquité. Le cadre que je m'étais imposé n'y aurait pas suffi; et au lieu de quelques pages, il m'aurait fallu écrire plusieurs volumes. D'ailleurs, quels choix aurais-je pu faire dans cette multitude de noms, sans provoquer de justes contestations? Lesquels, parmi les anciens, sont les apothicaires, lesquels sont les médecins? Tous, sont des médecins-pharmaciens, depuis le grec Galien, l'arabe Avicenne, jusqu'à Jean de Renou et le grand Fernel.

Je l'ai dit en commençant, j'ai voulu rechercher les conditions matérielles et sociales du pharmacien, généralement bien moins connues que ses travaux intellectuels. Partout il a joué un rôle approprié au milieu dans lequel il a vécu. Médecin et prêtre dans l'antiquité théocratique, c'est un homme obscur au Moyen-Age qui ne tient compte que de l'homme de guerre; c'est un homme obscur surtout, si nous le prenons dans l'aromataire et l'Epicier. Avec l'affranchissement des communes, il devient bourgeois, puis homme du Tiers-Etat, apte à toutes les charges municipales, tout en restant membre d'une des plus importantes corporations de métiers.

Aujourd'hui, dans notre société égalitaire, le pharmacien est un citoyen comme un autre dont la valeur se mesure au mérite personnel. Toutes les positions lui sont accessibles : il est quelquefois membre de l'Institut, souvent de l'Académie de médecine, presque toujours de « toutes les Sociétés savantes. » Il est encore expert devant les tribunaux de toutes les juridictions, membre des Conseils d'hygiène; sinon, il reste simplement ce qu'il est par état : un modeste dispensateur de médicaments. C'est de lui surtout qu'on peut dire : Tant vaut l'homme, tant vaut la chose.

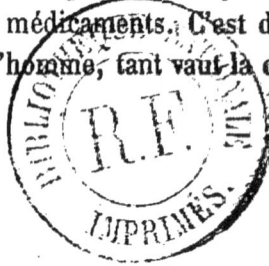

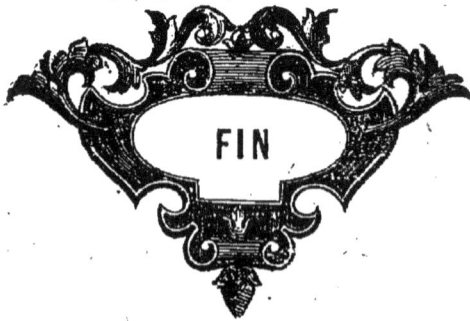

FIN

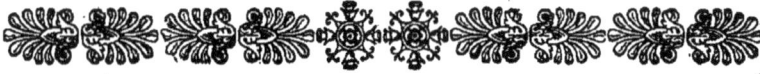

TABLE DES MATIÈRES

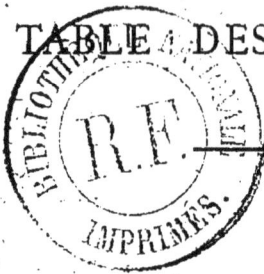

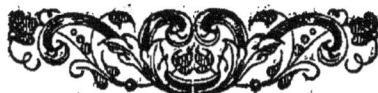

www.ingramcontent.com/pod-product-compliance
Lightning Source LLC
Chambersburg PA
CBHW071659200326

41519CB00012BA/2568